C.H.BECK WISSEN

in der Beck'schen Reihe

Depressionen zählen zu den besonders schweren und häufigen seelischen Erkrankungen. Schätzungsweise sechs Prozent der Bevölkerung leiden unter einer behandlungsbedürftigen Depression. Allerdings: so wie nicht jede Verstimmung gleich Ausdruck einer Depression ist, so verbirgt sich andererseits hinter dem Begriff „Depression“ eine Vielzahl unterschiedlicher Beschwerdebilder. Rainer Tölle, bedeutender Psychiater und Lehrbuchautor, erläutert hier die verschiedenen Depressionsformen und ihre Ursachen, beschreibt ihre unterschiedlichen Erscheinungsweisen und erklärt die wichtigsten Therapiemaßnahmen.

Prof. Dr. *Rainer Tölle*, Facharzt für Psychiatrie und Psychotherapie, leitete bis 1998 die Klinik für Psychiatrie der Westfälischen Wilhelms-Universität in Münster.

Rainer Tölle

DEPRESSIONEN

Erkennen und Behandeln

Verlag C. H. Beck

Die erste Auflage dieses Buches erschien 2000.

2., durchgesehene Auflage. 2003

Originalausgabe

Gesamtherstellung: Druckerei C. H. Beck, Nördlingen
Umschlagentwurf: Uwe Göbel, München
Printed in Germany
ISBN 3 406 44739 2

www.beck.de

Inhalt

Zur Benutzung des Buches

Von der Psychiatrie wissen die meisten Menschen nichts und möchten auch nichts wissen. Sie wollen unbefangen bleiben, was gewiß verständlich ist. Warum dennoch ein Buch über Depressionen für Laien?

Viele Menschen kommen irgendwann in ihrem Leben mit einer psychischen Erkrankung in Berührung, z.B. wenn sie selbst oder ein Angehöriger, ein Nachbar oder ein Mitarbeiter depressiv erkrankt. Denn Depressionen sind häufige Krankheiten.

Wer über sie wenigstens etwas informiert ist, erkennt eher als andere, daß Depressionen Krankheiten sind, die behandelt werden können. Er stellt sich leichter auf den Betroffenen ein und kann ihm helfen, den Weg zur Behandlung zu finden.

Dieses Buch wendet sich nicht an Fachleute, sondern an Laien. Es will informieren, aber nicht Ratgeber sein und bestimmt nicht zur Selbstbehandlung anleiten. Der depressiv erkrankte Leser muß bedenken, daß er in diesem Zustand dazu neigt, Gelesenes und dabei insbesondere Ungünstiges auf sich, seine Krankheit und seine Zukunft zu beziehen, auch wenn das nicht zutrifft. Denn eine zusammenfassende Darstellung kann nicht auf einen einzelnen Menschen bezogen werden und für ihn gültig sein. Der Depressive soll über seine Beschwerden und Probleme mit einem Arzt für Psychiatrie sprechen und dabei auch über die Fragen, die ihm bei der Lektüre gekommen sind.

Wer sich über dieses Buch hinaus eingehender informieren will, findet hinten eine Liste weiterführender Literatur.

Einführung

Depressionen sind häufige und schwere Krankheiten. Stichtagsuntersuchungen (Prävalenz) ergaben, daß ungefähr 6 % der Bevölkerung unter behandlungsbedürftigen Depressionen leiden. Dabei sind Depressionen aller Art zusammengefaßt.

Man hört auch die Meinung, Depressionen seien in jüngerer Zeit häufiger geworden. Trifft das zu? Die Antwort ist schwer zu geben; denn früher wurden keine genauen Auszählungen durchgeführt, so daß Bezugszahlen fehlen. Es ist allerdings zu bedenken, daß die Menschen heute im Mittel länger leben und daß damit für den einzelnen auch das Risiko steigt, irgendwann depressiv zu erkranken. Da Depressionen auch im späteren Lebensalter auftreten (manche Formen sogar bevorzugt), gibt es heute wahrscheinlich mehr Depressionen als vor einigen Generationen.

Zuweilen werden die „modernen Verhältnisse", nämlich Streß, Belastung und Reizüberflutung, als Ursachen zunehmender Depressionen angeschuldigt; solche Zusammenhänge sind aber nicht bewiesen. Mehr ist an den zunehmenden Mißbrauch und die häufiger werdende Abhängigkeit von Alkohol, Drogen und Medikamenten zu denken. Depressionen können Folgeerscheinungen des Mißbrauches sein. Allerdings können Depressionen auch zum Mißbrauch der genannten Substanzen beitragen. In diesen Zusammenhängen sind Depressionen anscheinend häufiger geworden. Zu bedenken ist auch, daß heute mehr Depressive eine Behandlung in Anspruch nehmen als früher, so gesehen, scheint es zu einer Zunahme gekommen zu sein. Aber immer noch muß man damit rechnen, daß kaum die Hälfte der Betroffenen in fachliche Behandlung kommt. Auch deshalb wurde dieses Buch geschrieben.

Der Titel „Depressionen" soll darauf hinweisen, daß es *die* Depression nicht gibt. Jeder Betroffene hat seine Depression mit individueller Färbung. Dabei lassen sich bestimmte Formen von Depressionen erkennen, die sich wesentlich voneinander unterscheiden. Andererseits ist den Depressionstypen manches gemeinsam, sowohl im Erscheinungsbild als auch in den Behandlungsweisen. Das führt zu Schwierigkeiten bei der Einteilung und Benennung der Depressionen, die in der heutigen wissenschaftlichen Psychiatrie nicht einheitlich vorgenommen werden.

In wissenschaftlichen Depressionsbüchern werden z. Zt. Vereinheitlichung und Zusammenfassung stark betont. Dabei bleiben allerdings wichtige Besonderheiten und Unterschiede außer acht; denn das Einheitsprinzip kann man nicht ohne Informationsverlust durchhalten. Daher gehen wir in diesem Buch jeweils zunächst von den Besonderheiten einzelner Depressionsformen aus und kommen dann auf Übergreifendes und Gemeinsames zu sprechen.

Der Begriff „Depression" wird zuweilen mit „Traurigkeit" gleichgesetzt, was nicht richtig ist, auch wenn Traurigkeit und Depression Gemeinsamkeiten aufweisen, wie in den ersten Kapiteln gezeigt werden soll. Danach werden die einzelnen Formen der Depressionen beschrieben, auch die Beziehungen zueinander. In diesem Zusammenhang wird auf einige grundsätzliche Probleme einzugehen sein wie Melancholie als Lebensgefühl, biologische Grundlagen, Suizidalität, Beziehungen zu bestimmten Lebensphasen und soziale Perspektiven. Die Formen der Depressionsbehandlung werden relativ ausführlich beschrieben, um dazu beizutragen, daß die verschiedenen wirksamen antidepressiven Therapien mehr Betroffenen zugute kommen als bisher.

I. Trauer und Depression

1. Trauer

Trauer ist nicht dasselbe wie Depression. Aber Trauer und Depression grenzen aneinander. Insbesondere die krankhafte Trauerreaktion steht der reaktiven Depression nahe.

Deshalb beginnt dieses Buch zunächst mit einem Kapitel über Trauer.

Trauer ist seelischer Schmerz, der eintritt, wenn dem Menschen etwas verlorengeht, was ihm lieb und vertraut war, insbesondere wenn er einen nahen Angehörigen durch den Tod verliert.

Wenn fachwissenschaftlich von Trauer die Rede ist, stellt sich sogleich die Frage: Ist es nicht taktlos, psychologisch oder gar psychopathologisch, also als Psychiater in diesen Intimbereich eindringen zu wollen? Zu antworten ist: Es gibt Situationen, in denen ein Mensch in seiner Trauer so leidet und sich so sehr verstrickt, daß therapeutische Hilfe notwendig wird. Und auf diesen Fall muß sich auch die wissenschaftliche Forschung einstellen.

Trauer kann sich in heftigem Weinen und lautem Klagen äußern oder aber in Verstummen und Insichgekehrtsein bis zur Versteinerung des Gefühlslebens. Welchen Ausdruck die Trauer findet, ist nicht nur von der Persönlichkeitsstruktur des Betroffenen, sondern auch von Stilbildungen in der Gesellschaft abhängig. In unserem Kulturkreis sind Trauerriten und Trauerverhalten erkennbar von der jüdisch-christlichen Tradition bestimmt. Dazu gehören auch konventionelle Zwänge, nämlich sich zusammenzunehmen und „vernünftig" zu sein, also Schmerz und Trauer nicht zu äußern. Das mag für manche nützlich sein. Oft aber wäre es für den Betroffenen besser, seinem Schmerz Ausdruck zu geben, auch in Form lauter Äußerung.

Unmittelbar nach dem Verlusterlebnis können auch Überaktivität und Geschäftigkeit auftreten, häufiger ist ausgeprägte Passivität. Der Betroffene hat kein Interesse mehr an der

Welt, kaum mehr an seinem nächsten Mitmenschen. Manche empfinden die Situation als unwirklich, so als stünden sie „neben sich". Sie erleben sich wie fremd oder wie unlebendig und leer. Es können körperliche Beschwerden hinzukommen: Erschöpfung, Kraftlosigkeit, Appetitverlust, Schlafstörung und weitere vegetative Regulationsstörungen, vor allem von seiten des Magens und Darms. Die körperlichen Bewegungen werden langsam und einförmig, das Gesicht spiegelt Schmerz und Trauer wider.

Trauerreaktionen wurden eingehend von dem deutsch-amerikanischen Psychiater Erich Lindemann (1979) untersucht, der nach einer Brandkatastrophe viele Hinterbliebene gesprochen und behandelt hat. Hier zwei Beispiele:

Eine 40jährige Frau verlor ihren Mann bei einer Brandkatastrophe. Zunächst war sie ganz verzweifelt, weinte bitterlich und wollte nicht mehr leben. Sie war so aus der Bahn geworfen, daß sie den Psychiater aufsuchte. Im therapeutischen Gespräch zeigte sich, daß die Erinnerungen an ihren Mann sie an nichts anderes denken ließen und daß sie Angst hatte, darüber verrückt zu werden. Sie hatte lebhafte visuelle Vorstellungen von seiner Anwesenheit, wie er morgens zur Arbeit gehe usw. Sie stellte sich lebhaft vor, wie es wäre, wenn er zurückkäme. Allmählich aber gelang es ihr, den Verlust zu akzeptieren, nachdem sie lange mit dem Psychiater über ihren Mann gesprochen hatte. Später begann sie, alte Aktivitäten wieder aufzugreifen, und sie plante die Rückkehr in ihren Beruf.

Eine 45jährige Frau verlor ihren jüngsten Sohn, der 17jährig auf dem Motorrad seines Freundes verunglückte. Sie war bedrückt, ohne weinen zu können. Körperlich fühlte sie sich matt und kaum zur Hausarbeit in der Lage. Dabei wirkte sie gespannt und aggressiv. Sie litt unter Kopfschmerzen und Schlafstörungen. Jede Nacht sehe sie im Traum ihren Jungen vor sich stehen mit dem Sturzhelm unter dem Arm. Sie machte sich zum Vorwurf, daß sie in den eineinhalb Stunden, die der Junge nach dem Sturz noch lebte, nicht bei ihm gewesen sei. Immer habe sie das Gefühl, daß er doch zurückkommen werde. Als das Schützenfest nahte, putzte sie seine Uniform. Ganze Tage verbrachte sie in seinem Zimmer.

Verlusterleben und Trauer sind oft in der Literatur dargestellt worden. Berühmt sind z. B. die Geschichte von Orpheus und Eurydike und die Beschreibung der Trauer in den Bekenntnissen des Kirchenlehrers Augustinus (354–430).

In den *Metamorphosen* des römischen Dichters Ovid (43 v. Chr.–17 n. Chr.) ist die Sage von *Orpheus und Eurydike* so überliefert: Bald nach der Vermählung der Nymphe Eurydike und des Sängers Orpheus (eines ungleichen Paares, würde man heute sagen) geschieht das Unglück: Während der Gott Aristaisos Eurydike „verfolgt", tritt sie fliehend auf eine Schlange und stirbt durch deren Biß. Diese bildhafte Darstellung kann als eine Situation der Versuchung und Bestrafung gedeutet werden. Das Folgende klingt wie ein Traum, in dem die Unterwelt als Metapher für Unbewußtes verstanden werden kann:

Orpheus gelangt in die Unterwelt und bewegt die Rachegöttinnen, Eurydike freizugeben. Auf dem Rückweg weicht er von der eingegangenen Verpflichtung ab, sich nicht umzusehen, und nun wird er bestraft und verliert Eurydike zum zweiten Mal. Das legt die Interpretation nahe: Er erlebt den Verlust endgültig, nachdem er ihn zunächst nur traumhaft erlebt, also verleugnet hatte, da er ihn nicht wahrhaben mochte.

Trauer hat viele Gestalten, so viele, wie es Trauernde gibt. Theodor Storm beschreibt seine Trauer in dem Gedicht *Einer Toten*:

> Das aber kann ich nicht ertragen,
> Daß so wie sonst die Sonne lacht;
> Daß wie in deinen Lebenstagen
> Die Uhren gehen, die Glocken schlagen,
> Einförmig wechselnd Tag und Nacht.

Daß, wenn des Tages Lichter schwanden,
Wie sonst der Abend uns vereint
Und daß, wo sonst dein Stuhl gestanden,
Schon andre ihre Plätze fanden
Und nichts dich zu vermissen scheint.

Sigmund Freud sagte, daß Trauer „die vollste Abwendung von Gegenwart und Zukunft mit sich bringt". Eine Neuorientierung des Trauernden werde ermöglicht durch die sogenannte Trauerarbeit, „nach deren Vollendung das Ich wieder frei und ungehemmt ist". In dieser Sicht gilt die Trauer nicht in erster Linie dem Toten, sondern ist vielmehr ein Vorgang der Ablösung des Hinterbliebenen von dem Verstorbenen.

Hiergegen ist zu Recht eingewandt worden, daß in diesem Verständnis die Trauer schematisiert und ihr Erleben sozusagen mechanisiert werde. Gewiß gibt es viele Varianten der Trauer und der Trauerarbeit. Was Freud beschrieben hat, ist nur eine Form der Trauerreaktion. Diese hat sich jedoch in unserer Gesellschaft dem Bewußtsein stark eingeprägt. Das ist erkennbar, wenn die Medien über ein größeres Unglück berichten und nicht versäumen hinzuzufügen: „Jetzt muß den Betroffenen Ruhe und Zeit eingeräumt werden für die Trauer." Oder: „Es sind Psychologen eingetroffen, die bei der Trauerarbeit ..." Beerdigungsinstitute werben heute mit der „Vermittlung professioneller Trauerarbeit". Das klingt, als sei Trauer eine mechanische Reaktion und die Überwindung der Trauer eine einzufordernde Leistung.

Verschiedene äußere Umstände und innere Bedingungen bestimmen die Trauerreaktion, u.a. Erschöpfung, Alleinsein, Schuldgefühl dem Toten gegenüber, auch Schuldgefühle des unverdient Überlebenden. Hierfür zwei Beispiele:

Eine 44jährige Frau verlor ihren 13jährigen Sohn, einen Nachkömmling, durch einen Verkehrsunfall. Im therapeutischen Gespräch beschreibt sie zunächst idealisierend ihren Sohn, dann klagt sie sich heftig an: Ausführlich und kontrovers sei in der Familie erörtert worden, ob man dem Wunsch des Jungen entsprechen könne, mit dem Rad zur Schule zu fahren. Sie wirft sich vor, nachgegeben zu haben. Nun stehe sie selbstverschuldet vor dem Nichts.

Ein 32jähriger Mann überlebte eine Brandkatastrophe, bei der seine Frau ums Leben kam. Das erfuhr er fünf Tage später. Nach der Mitteilung wirkte er erleichtert, so als wäre er von Ungewißheit und Sorge befreit worden. Wenig später aber wurde er unruhig, hielt es zu Hause nicht mehr aus, wollte wieder in die Klinik, erschien dort aufgewühlt und von Gedanken gequält, zu einem therapeutischen Gespräch kaum in der Lage. Er fühlte sich gespannt, in „wahnsinniger Angst", daß etwas Schreckliches passiere. Dann aber sprach er über die Katastrophensituation und kam zu dem Schluß: „Ich hätte sie retten oder auch sterben sollen." Wenig später nahm er sich das Leben (Beispiel nach Lindemann 1979).

Wenn in der Fachliteratur Phasen der Trauerreaktion beschrieben werden, handelt es sich nicht um Regeln, sondern um Annäherungen an relativ häufig zu beobachtende Verhaltensweisen. Anfangs verläuft das Erleben der Trauer nicht selten wellenförmig oder sogar anfallsweise heftig, dazwischen stiller. Es kann mit Benommenheit verbunden sein. Bei manchen Trauernden folgen hierauf Verleugnung, ein Nichtwahrhabenwollen, und auch ein Suchen nach dem Verstorbenen. Darauf kommt es allmählich zum Bewußtsein der Verzweiflung, z.T. verbunden mit einer Desorganisation in der Lebensführung.

In dieser Phase treten außer Selbstvorwürfen auch aggressive Regungen gegenüber dem Verstorbenen auf. Es kann eine Phase der Resignation folgen. Mit der Zeit kommt es zur inneren Trennung von dem Verstorbenen und zum Suchen nach neuen oder nach alten, reaktivierten Lebensinhalten, gefolgt von einer Wiederorientierung in der Lebenssituation und der Entwicklung von Perspektiven für die Zukunft. Trotzdem gilt: Es gibt keine einheitlichen Erlebnismuster, sondern so viele verschiedene Trauerreaktionen wie trauernde Menschen.

Bewältigung und Behandlung. Anfangs und auch in den weiteren Phasen kommt es darauf an, den Betroffenen zu begleiten und zu führen, insbesondere zum Gespräch zur Verfügung zu stehen. Der Helfende kann dabei eine Stellvertreterrolle für den Verstorbenen einnehmen. Wichtig ist es, daß das Gespräch über den Verstorbenen realistisch bleibt und sich nicht in Überidealisierung ergeht. Hilfen sind weiterhin bei aktuellen Problemen (Wohnung, Rente etc.) nützlich, ebenso wenn es um neue Ansätze und Kontakte geht.

Wer soll diese Hilfe anbieten? Keineswegs nur ein Arzt, Psychotherapeut oder Psychologe. Oft kann eine Freundin, ein Freund oder ein Seelsorger helfen. Wenn sich bei langer, unheilbarer Krankheit der Tod des Patienten abzeichnet, kann das Gespräch mit dem Angehörigen bereits früher beginnen, um die Trauerreaktion vorzubereiten, parallel zu den entsprechenden vorbereitenden Gesprächen mit dem Sterbenden.

Im Sinne einer Vorbereitung ist auch der Brief zu verstehen, den Dietrich Bonhoeffer im Bewußtsein seines Todes am Heiligen Abend 1943 aus dem Gefängnis an seine Angehörigen richtete: „Für die Euch nun bevorstehende Zeit der Trennung möchte ich Euch gern einiges sagen ... Zunächst: es gibt nichts, was uns die Abwesenheit eines lieben Menschen ersetzen kann, und man soll das auch gar nicht versuchen; man muß es einfach aushalten und durchhalten; das klingt zunächst sehr hart, aber es ist doch zugleich ein großer Trost; denn indem die Lücke wirklich unausgefüllt bleibt, bleibt man durch sie miteinander verbunden. Es ist verkehrt, wenn man sagt, Gott füllt die Lücke aus; er füllt sie gar nicht aus, sondern er hält sie vielmehr gerade unausgefüllt und hilft uns dadurch, unsere alte Gemeinschaft miteinander – wenn auch unter Schmerzen – zu bewahren."

2. Komplizierte und verzögerte Trauerreaktion

Wenn der Verlust nicht als solcher erlebt, sondern verleugnet wird und wenn die Gefühle der Trauer verdrängt werden, wird hierdurch die Trauerreaktion verzögert und oft auch verzerrt. Hierfür gibt es verschiedene Gründe. Genannt wurde bereits das konventionelle Sichaufrechthalten und Fassungbewahren; es widerspricht den natürlichen Regungen des Trauerns, insbesondere wenn es aus inneren Gründen mit Tendenzen des Verleugnens des Geschehenen korrespondiert.

Wie *äußere Umstände* eine Trauerreaktion verzögern können, zeigt folgendes Beispiel von Lindemann (1979):

Ein 17jähriges Mädchen verlor bei dem Brand beide Eltern und ihren Freund. Sie selbst erlitt schwere Brandverletzungen. Im Krankenhaus machte sie einen fröhlichen Eindruck, ohne Anzeichen von Trauer, sie schien ihr Schicksal zu akzeptieren. Nach der Entlassung nahm sie sich zu Hause mit sehr großem Eifer der jüngeren Geschwister an. Erst als 10 Wochen nach der Brandkatastrophe der Haushalt aufgelöst wurde und die Geschwister in verwandte Familien kamen, brach ihre Trauer durch, sie weinte, und die toten Eltern standen ihr vor Augen.

Das *Nichtwahrhabenkönnen* (Verleugnen) aus inneren Gründen drückte ein Mann nach dem Tode seiner Frau so aus: Er könne sich das Trauern gar nicht leisten, er müsse seinen Mann stehen, sonst verliere er noch seine Position (als Manager), dann habe er gar nichts mehr. Er argumentiert also gegen die Trauer mit beruflichen Notwendigkeiten; eigentlich aber kann er sich die Trauer für sein seelisches Gleichgewicht „nicht leisten".

Eine 42jährige Frau berichtet dem Arzt: Immer schon sei sie unselbständig und anlehnungsbedürftig gewesen, habe ihrem Mann alles überlassen und selbst keine Entscheidungen getroffen. Der Mann starb eines Tages unerwartet an einem Herzstillstand. Erst sei sie überhaupt nicht zur Besinnung gekommen, es sei ja auch so viel zu tun gewesen. Dann aber reagierte sie mit einem Herzanfall (!), hinzu kamen Schlafstörungen, Kopfschmerzen und Schwächegefühl. Das körperliche Kranksein trat an die Stelle der Trauer. Was geschehen war, wehrte sie ab, sie würde es doch nicht aushalten, sie dürfe sich keinen Gedanken an ihren Mann erlauben. Die Behandlung führte zu dem Ergebnis, daß sie über ihren Mann sprechen konnte, daß die körperlichen Störungen nachließen und sie ihr Leben wieder aufgreifen konnte.

Eine sehr stark ausgeprägte *Bindung an den Toten* kann die Trauer erschweren und die Trauerreaktion verzögern. Das sieht man z.B., wenn eine Mutter ihr Kind verliert, dessen Versorgung und Erziehung ihr einziger Lebensinhalt und die einzige Stütze ihres Selbstwertgefühls waren. Wenn nun das Kind, das eine stellvertretende Funktion im Ich der Mutter einnahm, plötzlich stirbt, kann diese innere Konstellation der Mutter zusammenbrechen (fachlich spricht man hier von einer narzißtischen Störung und einer symbiotischen Mutter-Kind-Beziehung). Auf den tragischen Todesfall kann eine komplizierte Trauerreaktion folgen.

Wie durch *Ungewißheit* eine Trauerreaktion verzögert und aufrechterhalten werden kann, war in der Kriegs- und Nachkriegszeit oft festzustellen, nämlich wenn ein Soldat als vermißt gemeldet worden war, ohne daß eine Todesnachricht folgte. Die Reaktionen der Angehörigen, insbesondere der Ehefrauen, waren sehr zwiespältig. Es kam zu einem „Oszillieren zwischen Hoffnung und Resignation" (Meyer 1994). Diese Trauerreaktionen hielten oft sehr lange, bei manchen Hinterbliebenen zeitlebens an.

3. Krankhafte Trauerreaktion

Der Begriff „krankhafte Trauerreaktion" erregt oft Widerspruch: Trauer und die aus ihr folgenden Reaktionen seien etwas Natürliches, keineswegs Krankhaftes. Das ist gewiß richtig. Aber mit einer krankhaften Trauerreaktion ist etwas Bestimmtes gemeint: das Auftreten krankhafter körperlicher oder/und psychischer Störungen im Verlaufe mancher Trauerreaktion.

Zugegebenermaßen klingt der Ausdruck „krankhaft“ in diesem Zusammenhang unpassend; die gebräuchlichen Synonyma klingen allerdings nicht besser: Gegen „abnorme“ oder „komplizierte“ oder „pathologische“ Trauerreaktion sind ebenfalls Einwände zu erheben. Wichtiger aber ist es zu wissen, was mit diesen Worten ausgedrückt werden soll: krankhafte Trauerreaktionen dauern länger und sind psychisch komplizierter, zudem treten Gesundheitsstörungen von Krankheitswert auf.

Intensiver und langwieriger sind sowohl die Verstimmungen als auch andere Gefühle und gestörte Emotionen. Es kann Aggressivität auftreten, z.T. als latente Aggressivität, also verborgene feindselige Regungen, die sich gegen den Toten, gegen Angehörige und nicht selten gegen Ärzte richten: gegen den Arzt, der den Toten behandelte, oder gegen den, der den Trauernden betreut. Aggressive Gefühle können sich auch gegen die eigene Person richten, so daß Gedanken aufkommen, sich das Leben zu nehmen.

Körperliche Störungen sind fast regelmäßig festzustellen: Erschöpfung, Kreislauflabilität, Magen-Darm-Beschwerden bis zum Grade einer Colitis ulcerosa (blutende Darmgeschwüre), aber auch hypochondrische Einstellungen, d.h. Angst bezogen auf denkbare Krankheiten.

Es gibt viele *Entstehungsbedingungen und Varianten* der krankhaften Trauerreaktion. *Verleugnen* ist eine Komplikation, die den natürlichen Ablauf des Trauerns verhindert. Nach dem frühen Tod zweier seiner Kinder hat der Dichter Friedrich Rückert über 400 *Kindertotenlieder* geschrieben, 30 Jahre lang, ohne sie zu veröffentlichen. Aus dieser nicht enden wollenden Totenklage ein Beispiel für das Verleugnen:

> Oft denk' ich, sie sind nur ausgegangen,
> Bald werden sie wieder nach Hause gelangen,
> Der Tag ist schön, oh sei nicht bang',
> Sie machen nur einen weiter'n Gang.
> Jawohl, sie sind nur ausgegangen,
> Und sie werden jetzt nach Haus gelangen,

...
Sie sind uns nur vorausgegangen
und werden nicht hier nach Haus verlangen!
Wir holen sie ein auf jenen Höhn,
Im Sonnenschein der Tag ist schön.

Eine weitere Komplikation ist die anhaltende *Idealisierung des Verstorbenen*. Aus einem Menschen mit Stärken und Schwächen und aus einer Beziehung, die auch Konflikte einschloß, wird sozusagen posthum in der Erinnerung eine hehre Gestalt, ein erhabener Mensch ohne Fehl und Tadel und mit einer idealen Beziehung. Ein Beispiel:

Eine 60jährige Frau. Der Tod ihres Mannes liegt bereits drei Jahre zurück. Sie leidet unter übergroßer Empfindlichkeit, Nervosität, schlechtem Schlaf, wechselndem Appetit und unregelmäßiger Verdauung. Manchmal sei alles so schlimm, daß sie meine, sterben zu müssen. Den Verstorbenen preist sie als einen „wundervollen Mann". Aber es war zu erfahren, daß der Mann alkoholabhängig war, seine Frau betrogen, geschlagen hatte usw. Nun aber idealisierte sie ihn. Mit der Wirklichkeit konfrontiert, leugnete sie diese. Ihre Beschwerden blieben bestehen.

Unbewältigte Selbstvorwürfe können ebenfalls zu einer krankhaften Trauerreaktion beitragen. Wenn zunächst gegenüber dem Verstorbenen Vorwürfe (weshalb auch immer) zu erheben waren, diese aber unerlaubt und unerträglich erschienen, können sich diese Vorwürfe leicht gegen die eigene Person richten. In dieser Gefühlslage kann Trauer nicht bewältigt werden, sondern bleibt bestehen.

Mindestens ebensoschwer wiegt ein *realer Selbstvorwurf*, insbesondere der Vorwurf, am Tod des Angehörigen schuldig zu sein, z.B. durch ein Versäumnis bei der Behandlung oder durch ein Fehlverhalten bei einem Unfall. Auch dieses Konflikterleben bedarf der eingehenden psychotherapeutischen Bearbeitung.

Nach dem Suizid eines nahestehenden Menschen ist die

Trauerreaktion des Zurückbleibenden oft sehr tiefgreifend und dabei kompliziert, insbesondere wenn sie mit starken Selbstvorwürfen und vorausgegangenem Konflikterleben verbunden ist.

Ein 37jähriger Mann. Sein 11jähriger Junge, das einzige Kind der Familie, hatte sich erhängt (die Umstände und Motive waren nicht recht zu klären). Der Vater kam erst vier Jahre später zur psychiatrischen Behandlung. Nachdem er zuerst über seine mißglückte Ehe gesprochen hatte, fuhr er fort: „... mein Sohn war der Ausgleich ... Als der Sohn größer wurde, war ich Feuer und Flamme. Das war mein Leben. Er war einfach klasse, er hatte eine Superfigur, er war ein Prachtbolzen ..." Das galt zwar nur für das Schulfach Sport, gab aber Anlaß, den Jungen zum Gymnasium zu schicken, wo er bald überfordert war. Die Eltern versuchten es mit abgestuften finanziellen Belohnungen, die es nur für sehr gute und gute Arbeiten gab. Das machte sich dann der Vater zum Vorwurf (ohne im einzelnen zu wissen, ob der Junge sich deswegen das Leben genommen hatte). In den vergangenen Jahren war er viel beim Arzt, ließ sich wiederholt wegen Hämorrhoiden, an den Mandeln und an der Nase operieren. Dabei hatte er jedesmal sehr viel Angst vor der Narkose. Psychotherapeutisch waren Selbstbestrafungstendenzen zu erkennen.

Eine 44jährige Frau acht Wochen nach dem Suizid ihres Ehemannes: „... nach dem Tod meines Mannes ging es mir zwar auch nicht gut, aber ich konnte es aushalten, da waren noch so viele Dinge zu erledigen ... Ich habe nur in den ersten Tagen weinen können, danach gelang es mir nicht mehr. Heute bin ich wie versteinert ... ich habe mich auch sofort um eine neue Arbeitsstelle bemüht, ich wollte mich ablenken ... In den letzten Wochen ist es immer schlimmer geworden. In mir ist eine innere Leere, kein Gefühl, kein Interesse, ich begreife das alles nicht ... ohne ihn kann ich nicht mehr leben, dann ist wieder ein Gefühl der Enttäuschung in mir, weil er uns so allein gelassen hat ..."

In einem Anzug des Verstorbenen fand sie den Brief einer anderen Frau und mußte feststellen, daß er seit Jahren (während seiner Berufstätigkeit in einer entfernten Stadt) ein Verhältnis gehabt hatte. Sie hatte nichts davon bemerkt, hatte nie an ihrer Ehe gezweifelt und wußte weder von den erheblichen Schulden des Mannes (infolge seines „Doppellebens") noch von seinem Konflikt, der schließlich zum Suizid führte. Sie fühlte sich nun gekränkt und zugleich schuldig ob ihrer Versäumnisse.

Eine krankhafte Trauerreaktion kann auch noch nach Jahren wieder aufbrechen (*Rezidiv*):

Frau C. war 42 Jahre alt, als ihr 24jähriger Sohn unter nicht ganz geklärten Umständen ums Leben kam. Jedenfalls hatte er Drogen genommen, vielleicht war er abhängig. Sie trug sehr schwer hieran, auch wegen ihrer Schuldgefühle: Sie habe den Sohn nicht richtig erzogen, nicht genug behütet, letztlich ihn nicht verstanden. Zwei Jahre lang war sie körperlich und seelisch geradezu krank: niedergeschlagen, kontaktunfähig, Rükkenschmerzen, andere körperliche Beschwerden.

Sie hatte sich einigermaßen erholt, als fünf Jahre später ein Magazin in einem Artikel über Drogenabhängigkeit und Drogentote Bilder von Leichen veröffentlichte, darunter ein Bild ihres toten Sohnes. Sie erhielt entsetzte Anrufe, auch anonyme und böswillige Anrufe, und es folgte ein schwerer Rückfall mit depressiver Stimmung, Zurückgezogensein und körperlichen Beschwerden. Sie ließ sich nicht behandeln, sondern klagte gegen das Magazin auf Schmerzensgeld. In diesem Zusammenhang kam sie zwecks Begutachtung zum Psychiater.

Behandlung. Wenn die Trauerreaktion krankhaftes Ausmaß erreicht hat, wird die Behandlung durch einen Fachpsychotherapeuten notwendig. Im ärztlich-psychotherapeutischen Gespräch wird die Gelegenheit eröffnet, über sich selbst und dabei auch über bisher tief Verborgenes zu sprechen. Aufgaben dieser Behandlung sind nicht nur Unterstützen und Beraten, sondern auch Verstehen und Erhellen der komplizierten inneren Vorgänge sowie der jeweiligen Situation. Nicht selten wird eine systematische konfliktzentrierte Psychotherapie erforderlich.

Gleichzeitig ist der Tageslauf zu regulieren, insbesondere der Schlaf, vorübergehend auch durch ein leichtes Schlafmittel. Nur wenn die Trauerreaktion in eine ausgeprägte Depression übergeht, sind antidepressive Pharmaka angebracht (s. Kap. IV.2). Gegen mäßig ausgeprägte körperliche Beschwerden ist oft Physiotherapie (Bewegung und Wasser) hilfreicher als ein Medikament.

Trauerreaktionen reichen also von natürlichen, „normalen" Reaktionen über verzögerte und verzerrte Trauerreaktionen bis zu krankhaften Trauerreaktionen. Die Grenzen zwischen gesund und krank sind hier fließend. Die krankhafte Trauerreaktion steht derjenigen Depressionsform nahe, die *reaktive Depression* genannt und im folgenden Kapitel beschrieben wird.

II. Depressive Störungen

1. Reaktive Depression – eine „Anpassungsstörung"

Reaktive Depression ist wörtlich zu verstehen: die Reaktion eines Menschen in Form einer Depression. Der Prototyp hierfür ist die Trauerreaktion, genauer gesagt die auf den vorausgehenden Seiten beschriebene *krankhafte* Trauerreaktion. Reaktive Depressionen gibt es auch nach verschiedenen anderen Verlusterlebnissen.

Trennung und Scheidung einer Partnerschaft können zu depressiven Reaktionen führen. Man kann natürlich fragen, wer hierbei eigentlich der Betroffene sei. Immer der verlassene, der „unschuldige" Partner? Auch der andere kann depressiv reagieren; denn zwischen Verlassen und Verlassenwerden ist (im Hinblick auf die darauf folgenden Reaktionen) eine Unterscheidung ebensowenig möglich wie zwischen schuldig und unschuldig.

Weitere *Verlusterlebnisse*, die zu reaktiven Depressionen führen können: Arbeitsplatzverlust ohne Aussicht auf neue Arbeit, Verlust des Zuhause, auch bei einem „ganz normalen Umzug", Verlust eines Körperteils, z. B. eines Armes oder Beines durch Unfall oder der weiblichen Brust durch eine notwendige Operation; Verlust der Hörkraft oder der Sehkraft.

Außer Verlusterlebnissen können auch andere schwere seelische Belastungen eine reaktive Depression auslösen. Von einer *akuten Belastungsreaktion* spricht man, wenn nach einer Katastrophe wie Erdbeben oder sehr schwerem Unfall oder nach Kriegshandlungen psychische Störungen bei den Betroffenen auftreten. Diese bestehen zu Beginn häufig in Angst und in psychosomatischen Beschwerden wie Herzjagen, Schwitzen usw. Die längerfristigen Folgen können anhaltende reaktive Depressionen sein.

Wenn eine *extreme Belastung* vorausgegangen ist, schwere Mißhandlung oder Folter und insbesondere Haft unter Extrembedingungen wie im Konzentrationslager, können sehr lang anhaltende psychische Störungen auftreten. Die

Psychiatrie spricht hier von *posttraumatischer Belastungsreaktion.*

Eine andere Bezeichnung für die auf Belastung folgende reaktive Depression ist *Anpassungsstörung*. Dieses Wort ist nicht so harmlos gemeint, wie es klingt. Es bedeutet nicht: nur besser anpassen, dann klappt es schon. Der Begriff könnte auch wie ein Appell mißverstanden werden: Anpassung sei bei jeder Schwierigkeit „normal“ und daher zu erwarten. Demgegenüber ist mit dem psychiatrischen Begriff „Anpassungsstörung“ gemeint, daß ernsthafte Störungen, bevorzugt depressiver Art, auftreten können, wenn nach einem Verlusterlebnis oder nach einer Katastrophe der Betroffene sich nicht der gegebenen Situation anpassen und sich nicht auf Neues einstellen kann.

Behandlung. Was bei reaktiver Depression und akuter Belastungsreaktion therapeutisch zu tun ist, entspricht im wesentlichen dem, was im vorigen Kapitel zur Behandlung der krankhaften Trauerreaktion gesagt wurde. Die Behandlungsergebnisse sind meistens günstig.

Das gilt aber nicht für die Folgen von Extrembelastungen, wie die Erfahrungen an Überlebenden der Konzentrationslager gelehrt haben. Bei einem Teil dieser schwerstbelasteten Menschen kommt es zu dem „*Verfolgtensyndrom*“, nämlich einer chronischen ängstlich-depressiven Verstimmung, die kaum therapeutisch beeinflußbar ist und oft ein Leben lang anhält.

2. Neurotische Depression als Persönlichkeitsfehlentwicklung

Es gibt Menschen, deren Persönlichkeit sich so entwickelt hat, daß sie von Depressivität geprägt ist. Man nennt das depressive Persönlichkeitsstruktur, depressive Neurose, depressive Charakterneurose, Dysthymia oder depressive Persönlichkeitsstörung – diese Worte bezeichnen dieselbe Störung.

Es handelt sich also weniger um eine Erkrankung, die einen Menschen für eine Zeitlang befällt, auch nicht nur um eine

Reaktion auf eine einzelne belastende Lebenssituation, sondern um eine ständige psychische Verfassung. „Immer schon war ich so“, sagen die Betroffenen.

Zuweilen kommt es zu einer Zuspitzung des Depressivseins, zu einer Verschlimmerung dessen, was ohnehin schon depressiv ist; Auslöser hierfür sind seelische Belastungen oder Konflikte. Diese Zustände nennt man *neurotische Depression* (die schwersten Formen werden Borderline-Störung genannt). In der heutigen Psychiatrie ist allerdings der Begriff Neurose umstritten; daher sind auch die Diagnosen „depressive Neurose“ oder „neurotische Depression“ nicht mehr allgemein üblich. Hierauf wird in Kapitel II.9 einzugehen sein. Was man mit den genannten Begriffen meint, ist aber eindeutig.

Menschen mit dieser Persönlichkeitsstruktur sind still und zurückhaltend, sie wirken gehemmt und bedrückt. Sie äußern sich zu den meisten Dingen des Lebens skeptisch und pessimistisch. Sie erwarten nicht viel vom Leben. Sie können sich das Gute, das ihnen das Leben bietet, nicht gönnen, nicht erlauben. Von ihrem stillen Leiden erfährt die Umgebung nicht viel. Viele verbergen ihr Depressivsein hinter scheinbarer Gelassenheit. Sie fallen im Alltagsleben wenig auf, zumal sie meist in der Arbeit fleißig und im Privatleben solide sind. Seltener sind nörglerisches Verhalten und sarkastisches Reden. Diese Menschen sind besonders empfindlich gegenüber Enttäuschungen und Verlusterlebnissen.

Wie kommt diese Persönlichkeitsstörung zustande? Wir kennen zwei Entstehungsbedingungen. Die eine liegt in der Veranlagung, der Erblichkeit. Von dem genetischen Faktor wird in Kapitel II.4 im Zusammenhang mit anderen Depressionen die Rede sein. Aber die genetische Veranlagung allein genommen kann die Entstehung depressiver Neurosen nicht erklären.

Der andere Entstehungsfaktor liegt in der *Entwicklung* der Persönlichkeit. Die depressiv-neurotische Verfassung ist nicht auf *eine* akute Belastung oder auf einen Konflikt zurückzuführen (wie die reaktive Depression), sondern auf *anhaltende*

Belastungen und Konfliktsituationen, die in der Regel bereits in der Kindheit begannen. Diese Kinder wuchsen in einer Situation auf, die Geborgenheit und Vertrauen vermissen ließ, was nicht immer an den äußeren Mißständen im Sinne des „broken home" (zerrüttete Familienverhältnisse, zerbrochener Zusammenhalt) erkennbar ist. Es sind auch keineswegs immer grobe Mißhandlungen oder sexueller Mißbrauch in der Kindheit vorausgegangen. Die Folgen hat Johann Wolfgang von Goethe in einem kurzen Satz zusammengefaßt: „Und wer sich des Guten nicht erinnert, hofft nicht."

Welche Bedeutung dem „Urvertrauen" zukommt, ist dem Gedicht *In Hangen und Bangen* von Theodor Fontane zu entnehmen:

> Vertrauen, schönster Stein in der Königskrone,
> Du Mutter aller Liebe und ihr Kind,
> Du einzig G'fühl, auf dem wir sorglos schlummern ..."

Wenn es an verläßlichen Beziehungen gefehlt hat, bleibt ein kindliches und unbefriedigtes Anklammerungsbedürfnis bestehen, das in der weiteren Entwicklung mit dem natürlichen Selbständigkeitsstreben in Konflikt gerät und zu Angst führt, nämlich Trennungsangst. Es resultieren daraus eine dauerhafte Hemmung und depressive Gestimmtheit.

Diese Menschen können sich ablehnende oder gar aggressive Gefühle gegenüber anderen kaum erlauben, da diese Regungen Angst und Schuldgefühle auslösen und so unerträglich werden, daß sie aufgegeben werden müssen, zumindest in ihrer Zielrichtung auf andere. Sie können sich dann auch gegen die eigene Person richten und eine Quelle der Suizidalität werden.

Diese Erkenntnisse wurden zuerst in psychoanalytischen Behandlungen gewonnen, also durch das therapeutisch geförderte Erinnern der Patienten. Sie wurden bestätigt und in wesentlichen Punkten erweitert durch die empirische Säuglings- und Kleinkindforschung (J. Bowlby, R. Spitz und D. Stern). Bei sehr schwerer frühkindlicher psychoreaktiver Fehlentwicklung (etwa nach Verlust der Mutter) kann es schon im Kindesalter zu einer ausgeprägten Depression kommen (s. Kap. III.1).

Die depressiv-neurotische Störung muß sich aber nicht schon in der Kindheit zeigen, im Gegenteil: Die meisten der Betroffenen datieren ihre schwerblütige Wesensart ungefähr ab dem Jugendalter oder seit der Adoleszenz. Seither, sagen sie, seien sie nicht mehr froh gewesen. Die Gründe für diesen Ablauf liegen darin, daß mit den Anforderungen an Selbständigkeit und Autonomie, wie sie im Jugend- und Erwachsenenalter anstehen, tiefgreifende Konflikte auftreten, was die depressiven Wesensmerkmale verstärkt.

Eine 24jährige Frau hatte im Alter von sieben Monaten ihre Eltern dadurch verloren, daß diese sich scheiden ließen. Das Kind kam zu Onkel und Tante, die wohl die Versorgung, nicht aber die Elternrolle übernehmen konnten. Ein gewisses Vertrauensverhältnis bildete sich zur Großmutter aus, die an einem anderen Ort wohnte. „So schwankte ich hin und her", womit sie ihren Aufenthaltsort *und* ihre Gefühle meinte.

Ihre Persönlichkeitsentwicklung verlief in der beschriebenen depressiv-neurotischen Weise. Mit 24 Jahren kam sie in eine tiefgreifende Krise. Sie hatte sich mit einem Mann angefreundet, die Beziehung wurde aber zwiespältig; er war ihr an Herkunft und Bildung überlegen. Schmerzlich fühlte sie sich unterlegen. Kompensatorisch begann sie ein Studium. Am Universitätsort lernte sie einen anderen Mann kennen, älter als sie, geschieden und mit zwei Kindern. Er bot ihr väterliche Anlehnungsmöglichkeiten und ein familiäres Zuhause, mehr eine Art Elternhaus als eine Partnerschaft. Nun pendelte sie wieder zwischen zwei Menschen und zwei Orten, fühlte sich zunehmend beiden Männern gegenüber schuldig, konnte aber aus diesem Konflikt nicht herausfinden und versuchte schließlich, sich das Leben zu nehmen.

Die beste Hilfe für diese Menschen ist eine *Psychotherapie*, in der sie sich verstehen lernen, sich der Ursprünge ihrer Wesensart und Verhaltenseigentümlichkeiten bewußt werden und schließlich Zutrauen zu sich selbst finden können. Wenn dabei unbewußte frühere Beziehungen in der aktuellen therapeutischen Beziehung reaktiviert werden, wenn das Bild einer früher erlebten Person auf die heutige Beziehungsperson, den Psychotherapeuten, übertragen wird (was weitgehend unbewußt geschieht), besteht die Chance, daß früheres konflikthaftes und unglückliches Erleben sozusagen eine Zweitauflage erfährt, nämlich noch einmal nacherlebt werden kann. Auf diesem Wege, den man Übertragung nennt, können weit zurückliegende Probleme aufgearbeitet und Konflikte gelöst werden. Dieser therapeutische Prozeß ist oft mühsam, aber die Ergebnisse dieser psychoanalytisch orientierten, auch *psychodynamisch* genannten Psychotherapie sind günstig.

Auch mit der *kognitiven Therapie* (s. Kap. IV.6) kann diesen Patienten geholfen werden. In schweren Krisen ist zudem eine medizinische Behandlung angezeigt: dann können antidepressive Psychopharmaka und antidepressiver Schlafentzug (Wachtherapie) hilfreich sein (s. Kap. IV.2 und IV.3).

Bleibt die Störung unbehandelt, ist das Leben für viele dieser Menschen ein Leidensweg. Allerdings kann vom späteren Erwachsenenalter an eine gewisse Abschwächung der Störungen eintreten; behandlungsbedürftige Krisen werden dann seltener. Dieser Verlauf läßt sich so erklären: Das Leben hat diese Menschen gelehrt, Belastungen und Konflikte möglichst zu vermeiden, um das innere Gleichgewicht einigermaßen aufrechtzuerhalten. Das gelingt bis zu einem gewissen Grad durch Rückzug aus dem aktiven Leben und aus zwischenmenschlichen Kontakten. So erreichen sie ein relatives Wohlbefinden und eine bescheidene Zufriedenheit. Der Preis hierfür ist allerdings eine Einengung der Lebensbezüge.

Neurotische Depressionen sind von reaktiven Depressionen (s.o.) und von melancholischen Depressionen zu unterscheiden: Die Äußerungsformen und das Erleben des Depressivseins sind erkennbar verschieden (s. Kap. II.5). Allerdings kommt es vor, daß ein neurotisch-depressiver Mensch an einer melancholischen Phase erkrankt wie an einer Zweitkrankheit.

Solche *Komorbidität* gibt es bezüglich weiterer Störungen: Eine depressiv-neurotische Entwicklung kann in eine Abhängigkeit führen, insbesondere Alkohol- oder Drogenabhängigkeit (s. Kap. II.8). Beziehungen bestehen auch zwischen depressiv-neurotischer Struktur und Anorexie (Pubertätsmagersucht) und anderen neurotischen und Persönlichkeitsstörungen. Im längerfristigen Verlauf können die genannten Störungsbilder ineinander übergehen. Gemeinsamer Hintergrund der genannten psychischen Störungen ist das, was über die Entwicklungsbedingungen in der Kindheit gesagt wurde.

Im folgenden Gedicht eines 21jährigen Patienten kommt das neurotisch-depressive Erleben zum Ausdruck; erst am Ende schwingt ein wenig Zukunftshoffnung mit.

Dankbarkeit

Die Menschen lachen
und sie freuen sich
– doch sie wissen nicht warum

Die Menschen hassen
und bereuen es
– und sie wissen nicht warum

Die Menschen streiten
und vertragen sich weiter
– doch sie wissen nicht warum

Die Menschen schenken
und bedanken sich
– und sie wissen nicht warum

Die Menschen lieben
und bereuen es
– doch wissen sie nicht warum

Aber sie tun es
und die Erde dreht sich
und die Blumen blühen im Herbst.

3. „Melancholie“ als Lebensgefühl

Die psychiatrischen Ausführungen werden in diesem Kapitel durch einen Exkurs über „Melancholie“ in der Kunst und in der Philosophie unterbrochen. Wenn in geisteswissenschaftlichen oder literarischen Zusammenhängen von Melancholie die Rede ist, meint man damit etwas anderes, als wenn Psychiater und Patienten von Melancholie sprechen. Psychiater denken an eine bestimmte depressive Krankheit (die in Kap. II.5 ausführlich beschrieben wird), während man in den Geisteswissenschaften mit „Melancholie“ eine Lebenseinstellung meint, ein Lebensgefühl, auch Schwermut genannt. Man liest auch von „Unzufriedenheit“ und „Mißvergnügen“, ein altmodisches Wort, das den gemeinten Weltschmerz wiedergibt. „Ein in den Wurzeln menschlichen Daseins begründeter Gemütszustand“ (R. Klibanski 1990).

„Melancholie“ in diesem Sinne ist vielen Lesern vielleicht besser bekannt als im medizinischen Verständnis. Deshalb soll hier auf den literarischen Melancholiebegriff eingegangen werden, um danach die Frage zu erörtern, ob es eine Brücke zum medizinischen Melancholieverständnis gibt.

Das Wort „Melancholie“ taucht zuerst im fünften vorchristlichen Jahrhundert auf, nämlich im Corpus hippocraticum. Die Übersetzung des griechischen Wortes heißt: Schwarzgalligkeit. Diese Begriffsbildung entsprang der damaligen medizinischen Säftetheorie. Von da an war „Melancholie“ die Bezeichnung für eine bestimmte Krankheit, die bis heute so heißt. Die Kluft zwischen dem medizinischen und dem nichtmedizinischen Melancholiebegriff entstand im Mittelalter, als Melancholie pejorisiert wurde, indem sie als Folge einer schlechten Lebensführung und Schuld verstanden und dämonisiert wurde. In der Neuzeit verselbständigte sich ein nichtmedizinischer Melancholiebegriff und dehnte sich so weit aus, daß er an Bestimmtheit verlor.

Welches Lebensgefühl und welche Daseinsform im philosophischen Sinne gemeint sind, zeigen folgende Zitate.

Blaise Pascal (1623–1662) in *Pensées*:
Der Mensch „fühlt sein Nichts, seine Verlorenheit, sein Ungenügen, seine Abhängigkeit, seine Ohnmacht, seine Leere. Unversehens steigt da vom Grund seiner Seele die Langeweile auf, die Melancholie, die Traurigkeit, der Gram, der Überdruß, die Verzweiflung ... Ich sehe diese grauenvollen Räume des Alls, die mich einschließen, und ich bin an einem Winkel dieses weiten Weltraumes gefesselt, ohne zu wissen, weshalb ich an diesen Ort gesetzt worden bin und nicht an einen anderen ... Alles, was ich erkenne, ist, daß ich bald sterben muß ..."

Im *Buch Kohelet* des Alten Testamentes (eine mehr philosophische als religiöse Schrift) steht in zahlreichen Wiederholungen: „Alles ist eitel" (so übersetzt von Luther) oder „Alles ist Windhauch" (Einheitsübersetzung der Bibel), was bedeutet: Alles ist sinnlos, ist Bewegung des Nichts.

Schwermut und Weltschmerz sind häufige Themen der Dichtung. Als Beispiel ist Theodor Storm zu nennen, hier nicht mit dem bereits erwähnten Gedicht *Einer Toten* (s. Kap. I.1), sondern mit den frühen Novellen, deren Atmosphäre kaum anders denn schwermütig und „melancholisch" zu nennen ist. Erich Fried hat diese Gestimmtheit so wiedergegeben:

Bahnfahrt

Solange die Wiesen und Bäume und Sträucher
  mit gelben Blüten
und Wildbäche an meinem Fenster vorüberfahren
und die Sonne scheint
kann ich nicht ganz so traurig sein
wie ich bin
An den Haltestellen ist es weniger hell
und wenn ich aussteigen muß
steigt die Traurigkeit mit aus
und wenn ich im Zug
etwas vergessen habe

ruft sie hinter mir her
und trägt es mir nach

Neugier

Ich möchte es kennen
das Glück wie es aussieht
und wie man es ruft
wie man es halten muß
und was es eigentlich kostet
...

Außer in Philosophie und Dichtung ist Melancholie auch Thema in der bildenden Kunst. Es gibt zahlreiche Darstellungen der „Melancholie" in der Malerei; am bekanntesten sind die Bilder von Albrecht Dürer und Lucas Cranach. Hierin kommen – nach freier Wahl des Künstlers – die unterschiedlichsten Elemente zum Ausdruck: mythologische Allegorien, antikes Denken, mittelalterliche Theologie, philosophische Anschauungen der Renaissance und auch Elemente der Geometrie. In diesem Bereich der Kunst scheint „Melancholie" am wenigsten der gleichnamigen Krankheit zu entsprechen.

Besteht nun zwischen dem Melancholiebegriff der Poeten und dem der Psychiater ein unüberbrückbarer Gegensatz? Diese Frage soll aus der Sicht der Psychiatrie, der Geisteswissenschaft und der betroffenen Kranken zu beantworten versucht werden.

Der Arzt muß das geisteswissenschaftlich-literarische Melancholieverständnis kennen, weil er hierauf nicht selten vom Kranken angesprochen wird. Er wird sich aber hüten, anhand eines philosophischen Textes oder eines Gedichtes eine Diagnose zu stellen, die (soweit der Text autobiographisch ist) den Autor betrifft. Denn psychiatrische Diagnosen sind nur aufgrund einer Untersuchung möglich. Zudem will der Psychiater nicht eine historische Persönlichkeit sozusagen nachträglich krank schreiben.

Sodann die andere Perspektive: Wie sehen Dichtung und Literaturwissenschaft den Melancholiebegriff der Psychiater?

Immer wieder (wenn auch gewiß nicht ausnahmslos) stößt man auf Stellungnahmen, die Verständnis, Toleranz und Realitätssinn vermissen lassen. So schreibt der bereits zitierte Klibanski: „Diesen Zustand zu erhellen ist nicht Sache der Ärzte, ihn zu deuten lehren die Visionen der Künstler wie die Schöpfungen der Dichter und die Werke der Romanschriftsteller ..." Solche Grenzüberschreitungen sind problematisch. Sie lassen die klinische Realität außer acht und setzen sich über den Leidenszustand melancholisch Kranker hinweg.

Unsere Bedenken können anhand eines Vergleiches erläutert werden: Wer würde es für sinnvoll halten, auf eine Unterscheidung zwischen dem Herzen als Körperorgan und dem Herzen im Sinne des Gemütes zu verzichten? Niemand würde aus der Sicht der Dichtung oder Philosophie Ratschläge für die Beurteilung einer Herzkrankheit geben wollen.

Drittens sollen die Betroffenen selbst zu Worte kommen. Melancholiekranke wissen sehr wohl zu unterscheiden zwischen ihrer Krankheit und anderen Depressionsformen und auch zwischen Melancholie im Sinne der Krankheit und Melancholie als Metapher für ein Lebensgefühl in der Literatur. Denn die krankhafte melancholische Veränderung des Erlebens ist so ungewöhnlich, allen anderen menschlichen Erfahrungen so fremd und dabei so tiefgreifend (s. Kap. II.5), daß die Kranken nachdrücklich betonen, daß alle Vergleiche sowie philosophische Erörterungen und literarische Darstellungen unangebracht seien.

Gegenüber den Ansprüchen der Geistes- und Literaturwissenschaft, etwas über die Krankheit Melancholie aussagen zu wollen, reagieren viele Melancholiekranke äußerst sensibel. Sie empfinden solche Texte als verständnislos und taktlos. Man sollte diese Stellungnahme nicht als intolerant oder kunstfeindlich abtun, sondern verstehen, daß ein derart leidender Mensch kaum Verständnis für literarische Formulierungen aufbringen kann wie „Heilige Melancholie", zu der man ein „intimes Verhältnis" haben oder ihr „Lust abgewinnen" müßte. Guardinis Einleitungssatz zu seiner Schrift über Sören Kierkegaard „Die Schwermut ist etwas zu Schmerzliches, und sie reicht zu tief in die Wurzeln unseres menschlichen Daseins hinab, als daß wir sie den Psychiatern überlassen dürften" ist für einen Kranken ebensowenig erträglich wie die Formulierung „Die Melancholie wird zur Muse" oder „Sei mir gegrüßt, Melancholie" (Gottfried Keller, zitiert nach Völker 1983).

Der Leser wird sich nun zu Recht fragen, ob es nicht doch eine Beziehung zwischen beiden Seiten gebe. Wenn man literarische Texte über „Melancholie" liest, gewinnt man im allgemeinen den Eindruck, daß diesen Texten auf psychiatrischer Seite nicht die Krankheit Melancholie entspricht, sondern eher eine andere Depressionsform, nämlich die neurotische Depression. Was über Depressivität als Persönlichkeitsstörung bereits oben geschrieben wurde (s. Kap. II.2), berührt sich offensichtlich mit der literarisch verstandenen „Melancholie".

Wie weit aber die poetische „Melancholie" von der Krankheit Melancholie entfernt ist, lehrt uns der italienische Dichter Giacomo Leopardi (1798–1837). Er kannte offenbar die Melancholie im philosophischen Sinne, und er erlitt die Krankheit Melancholie: „... Ich weiß genau um sie Bescheid, habe sie erfahren, erfahre sie aber jetzt nicht mehr, jene *sanfte* Melancholie, die heiterer ist als die Heiterkeit und die das Schöne veranlaßt, die, wenn ich so sagen darf, der Dämmerung ähnlich ist. Dagegen ist diese jetzige Melancholie dichte entsetzliche Nacht, ein Gift, wie Sie sagen, das die leiblichen geistigen Kräfte zerstört ..." (zitiert nach C. Müller 1993).

4. Biologische Grundlagen des Depressivseins

Bevor weitere depressive Störungen beschrieben werden, ist ein Exkurs über die biologischen (körperlichen) Entstehungsbedingungen des Depressivseins angebracht. Dem Leser wird nun ein großer Sprung von den Geistes- zu den Naturwissenschaften abverlangt. Denn auch die biologische Perspektive gehört zu dem breiten Spektrum psychiatrischer Dimensionen.

Waren schon die bisher beschriebenen Depressionsformen, reaktive Depression und neurotische Depression, insofern als Krankheiten anzusehen, als sie den Betroffenen in seinem Erleben, Wohlbefinden und auch in seiner Leistungsfähigkeit erheblich beeinträchtigen, so werden in den folgenden Kapiteln Depressionen beschrieben, die im engeren medizinischen Sinne Krankheiten sind, d.h. nachweislich auf körperliche Krankheitsbedingungen zurückzuführen sind. Bereits bei den depressiven Neurosen, auch depressive Persönlichkeitsstörung genannt, war die Veranlagung zu dieser seelischen Struktur erwähnt worden. Das ist hier nun aufzugreifen.

Der genetische Faktor

Bei vielen körperlichen und seelischen Krankheiten ist es naheliegend, eine Veranlagung, einen genetischen Faktor zu vermuten. Aber meist ist er schwer zu beweisen. Über genetische Bedingungen für das Depressivwerden wissen wir folgendes:

Die *Familien* von Depressiven wurden daraufhin untersucht, ob auch bei den Angehörigen der Erkrankten Depressionen vorkommen. Wenn das häufiger der Fall ist als in der Durchschnittsbevölkerung, spricht das für eine familiäre Veranlagung. Eine solche familiäre Häufung konnte tatsächlich im Verwandtschaftsumkreis Depressiver gefunden werden, und zwar mit deutlichen Unterschieden je nach dem Depressionstyp. Im Umkreis neurotisch Depressiver findet man gleichsinnig erkrankte Verwandte nur wenig häufiger als in der Durchschnittsbevölkerung. Bei melancholisch Depressiven hingegen ist die Erkrankungswahrscheinlichkeit für einen Verwandten ersten Grades um ein Mehrfaches höher als in der Allgemeinbevölkerung, bei bipolar, also manisch und melancholisch Erkrankten (s. Kap. II.6) ist sie sogar bis zu zehnmal höher.

Nun kann man einwenden, daß familiäre Häufung nicht nur durch genetische Bedingungen, sondern auch durch Familienstile, tradierte Verhaltensweisen und auch Konfliktmuster zustande komme. Um das auseinanderzuhalten, wurden *Zwillingsuntersuchungen* durchgeführt. Dabei interessierte der Vergleich der Erkrankungshäufigkeiten bei eineiigen gegenüber zweieiigen Zwillingen. Die psychosozialen Entwicklungsbedingungen sind bei eineiigen und zweieiigen Zwillingspaaren nicht grundlegend unterschiedlich; genetisch aber haben eineiige Zwillinge den gleichen Chromosomensatz, während zweieiige Zwillinge genetisch different sind wie Geschwister sonst. Von einem depressiv erkrankten Zwilling ausgehend, wurde untersucht, wie oft der Cozwilling gleichsinnig erkrankt ist (Konkordanz). Höhere Konkordanz bei eineiigen gegenüber zweieiigen Zwillingen würde für einen genetischen Faktor sprechen.

Bei neurotisch-depressiven ist die Konkordanz eineiiger Zwillinge 1,5- bis 2mal höher als zweieiiger Zwillinge, bei melancholischer Depression aber dreimal höher und bei manisch-melancholischer (bipolarer) Erkrankung sogar viermal höher.

Diese Befunde sprechen eindeutig für einen genetischen Faktor. Sie zeigen aber auch, daß Erblichkeit nicht die einzige Entstehungsbedingung der depressiven Störungen sein kann; denn eineiige Zwillinge erkranken nicht mit hundertprozentiger, sondern wesentlich geringerer Konkordanz.

Um der Frage der psychosozialen Einflüsse weiter nachzugehen, wurden *Adoptivstudien* durchgeführt. Die Fragestellung dabei war: Wenn ein Kind adoptiert wird (aus welchen Gründen auch immer) und wenn seine biologische Familie mit Depressionen belastet ist, erkrankt es dann mit der zu erwartenden Häufigkeit der biologischen Familie oder der (in dieser Hinsicht unbelasteten) Adoptivfamilie? Solche Adoptivstudien sind methodisch sehr schwierig und außerordentlich aufwendig. Sie führten in der Depressionsforschung bisher nicht zu eindeutigen Ergebnissen.

Was ist aus diesen Befunden für die *Beratung der Familien* zu folgern? Immer öfter wird der Psychiater von den Kranken oder deren gesunden Verwandten gefragt, ob Einwände gegen eine Eheschließung bestünden. Das muß der Psychiater ausführlich und anhand der wissenschaftlich gewonnenen Zahlen mit den Partnern besprechen. Wenn in *einer* Familie Depressionen vorgekommen sind, sind die Bedenken nicht sehr groß, denn für den bisher gesund gebliebenen Ratsuchenden ist die Wahrscheinlichkeit des weiteren Gesundbleibens bei weitem größer als die des Krankwerdens. Und selbst im Falle des Krankwerdens sind die Heilungsaussichten dank der heutigen Behandlungsmöglichkeiten sehr gut. Letzteres ist auch zu bedenken, wenn ein ratsuchender Partner selbst bereits einmal depressiv erkrankt war. Mit den verfügbaren Behandlungs- und Vorbeugungsmaßnahmen hat er sehr gute Aussicht, gesund zu bleiben oder doch nicht so schwer zu erkranken, daß er den Partner unzumutbar belasten würde.

Schwerer ist eine andere Frage zu beantworten: Bestehen Bedenken hinsichtlich Kindern, sollen wir besser kinderlos bleiben? Auch hier muß der Psychiater den Ratsuchenden die Wahrscheinlichkeiten und Risiken anhand der wissenschaftlichen Zahlen vor Augen führen, um ihnen bei ihrer Entscheidung behilflich zu sein. Diese Frage wird aber nicht oft an den Arzt herangetragen, einmal weil heute in Partnerschaften und Ehen nicht immer Kinder gewünscht werden, zum anderen weil viele die Frage nach Krankheitsrisiken nicht wahrhaben mögen und gar nicht stellen.

Es gibt eine Situation, in der *große* Bedenken angemeldet werden müssen, nämlich wenn *beide* Partner melancholisch-depressiv waren oder sind; dann nämlich ist das Risiko für die Kinder, ebenfalls zu erkranken, so hoch, daß den Ratsuchenden bei Kinderwunsch die Möglichkeit der Adoption nahegelegt werden sollte. Ob aber tatsächlich in dem einen oder anderen Fall eine Depression vorgelegen hat, die zu genetischen Bedenken Anlaß gibt, kann nur der Psychiater in einem eingehenden Gespräch erkennen.

Neurochemische Forschung

Ein anderes Gebiet intensiver naturwissenschaftlicher Forschung in der Psychiatrie ist die Neurochemie, speziell die

Neurotransmitter-Forschung bei Depressionen. Neurotransmitter sind chemische Substanzen, die als Botenstoffe die Nervenzellen funktionell miteinander verbinden. Auf diese Weise wird ein großer Teil der Tätigkeit des Zentralnervensystems (des Gehirns) reguliert.

Auch das Depressivsein scheint mit der Neurotransmission in Beziehung zu stehen. Die wichtigsten Botenstoffe sind hier Serotonin, Noradrenalin und Dopamin. Auf ihre Bedeutung ist man übrigens nicht durch systematische Überlegungen oder durch Grundlagenforschung gestoßen, sondern über Behandlungserfahrungen: Neuropharmakologisch wurde erkannt, daß bestimmte Medikamente, nämlich antidepressiv wirkende Psychopharmaka, auf Neurotransmitter-Funktionen Einfluß nehmen. So ergaben sich auch Hinweise auf Neurotransmitter-Störungen, die möglicherweise mit der Entstehung von Depressionen zusammenhängen.

Die bisherigen Ergebnisse sind in der *Serotonin-Hypothese der Depressionen* zusammengefaßt: bei Depressiven steht an den entscheidenden Stellen, nämlich an den sog. synaptischen Spalten, zuwenig Serotonin zur Verfügung, weil zuviel davon in die Zellspeicher rückverlagert wurde. Diesen Rücktransport hemmen antidepressive Medikamente. Neben dem Serotonin spielen auch andere Neurotransmitter wie Noradrenalin und Dopamin eine Rolle, so daß man heute von einer *Neurotransmitter-Dysbalance-Hypothese* spricht.

Diese Befunde gelten für schwere Depressionen, insbesondere melancholische Depressionen, möglicherweise aber mutatis mutandis für alle Depressionen. Die neurochemischen Erkenntnisse haben ihre Hauptbedeutung bei der Entwicklung neuer antidepressiver Medikamente mit geringeren Nebenwirkungen gewonnen. Für die Erklärung der Depressionsentstehung geben sie bisher nur Hinweise; sie erlauben ebensowenig eine vollständige Depressionstheorie wie die genetischen Befunde.

An der Depressionsentstehung sind möglicherweise weitere Faktoren beteiligt, die aber nicht bewiesen sind, auch nicht der Einfluß von Viren. Große Erwartungen richteten sich an die *Hormonforschung* (Psychoneuroendokrinologie), die aber wenig gesicherte Befunde ergab, z.B. eine verstärkte Produktion des Nebennierenrindenhormons Cortisol bei Depressiven. Im übrigen haben Hormone weniger Einfluß auf Stimmung und Depressivität des Menschen, als Laien sich oft vorstellen. Aktuell sind auch *neuroimmunologische Untersuchungen*, nachdem sich gezeigt hat, daß bei Depressiven Immunreaktionen abgeschwächt sein können. Die *Hirnstruktur* Depressiver (Neuropathologie) läßt keine Abweichungen von der Norm erkennen; ebensowenig zeigt die Untersuchung depressiver Patienten mit bildgebenden radiologischen Verfahren (Computertomographie u.a.) pathologische Befunde.

Des weiteren wurde untersucht, ob Depressionen *Rhythmuskrankheiten* sind. Denn bei melancholischer Depression (s.u.) gab es hierfür zwei Hinweise: das phasenhafte Auftreten und Wiederabklingen der Krankheitserscheinungen, das allerdings keiner regelhaften Rhythmik folgt. Und die auffällige Tagesschwankung: Bei einem Teil der Kranken (1/3 bis 1/2) ist Tag für Tag eine starke Ausprägung der depressiven Störungen am Morgen, eine deutlich geringere aber am Abend zu erkennen. Daher wurde die biologische zirkadiane Rhythmik (ungefährer 24-Std.-Ablauf) zahlreicher physischer Funktionen bei Depressiven untersucht; dabei zeigten sich nur geringe Abweichungen im Vergleich mit Gesunden. Jedoch ist auch hier ein *therapeutischer* Aspekt zu beachten, nämlich die antidepressive Wirkung eines Eingriffes in die zirkadiane Rhythmik: der antidepressive Schlafentzug, der in Kapitel IV.3 besprochen wird.

Zusammenfassend ist festzustellen: Es gibt gewichtige Hinweise für *körperliche* Entstehungsbedingungen der Depressionen, von denen der genetische Faktor wahrscheinlich der bedeutsamste ist. Auf der anderen Seite fallen die *psychoreaktiven* Faktoren wie Belastungen und Entwicklungsstörungen ins Gewicht (s.o.). Unser Wissen ist in diesem Gebiet noch unvollständig. Es zeichnet sich aber ab, daß Depressionen nicht auf eine einzige Ursache zurückzuführen sind, sondern daß mehrere verschiedenartige Bedingungen zu Depressionen führen, was man multifaktorielle Genese nennt.

5. Depressive Psychose: Melancholie

Diese Krankheit hat mehrere Namen: Die älteste Bezeichnung ist Melancholie, später sagte man endogene oder zyklothyme Depression, seit neuem spricht man von depressiver Episode oder majorer Depression (englisch: *major depressive disorder*). Weil alle Begriffe gebräuchlich sind, sollen sie hier erwähnt und kurz kommentiert werden: Melancholie ist die eindeutige, unverwechselbare Bezeichnung (wenn man von dem geisteswissenschaftlichen Melancholiebegriff einmal absieht), klingt aber manchen Psychiatern etwas zu altertümlich. Endogene Depression ist eine wenig taugliche Bezeichnung, denn das Wort endogen wurde immer in unterschiedlichem Sinne verstanden und ist inzwischen obsolet.

Die neuen Bezeichnungen depressive Episode oder majore Depression sind insofern problematisch, als sie nur am Schweregrad orientiert sind und die qualitativen Besonderheiten außer acht lassen. Um diesen Fehler zu vermeiden, gibt es in den gängigen Klassifikationen die Bezeichnung depressive Episode vom psychotischen Typ bzw. majore Depression vom melancholischen Typ; jeweils ist die „alte" Melancholie gemeint. Das Vorkommen melancholischer Phasen zusammen mit manischen Erkrankungen wird im nächsten Kapitel geschildert. Einzelheiten der Benennung und der Abgrenzungen sollen im Kapitel II.9 erörtert werden.

Die melancholische Depression oder kurz Melancholie ist eine sehr ungewöhnliche Krankheit. Was der Betroffene erlebt und erleidet, ist nicht zu vergleichen mit anderen Krankheiten, auch nicht mit anderen Depressionen. Der melancholisch Kranke kann nicht traurig sein und auch sonst keine Gefühle haben. Das Schwerwiegendste ist bei der Melancholie nach Auskunft vieler Kranker nicht einmal die Verstimmung, also das Depressivsein, sondern die Antriebsblockierung, das

Nicht-Können. Diese Veränderungen des Erlebens, die noch im einzelnen beschrieben werden, sind dem psychologischen Einfühlen nicht zugänglich. Was der Kranke erlebt, kann niemand verstehen. Selbst der Betroffene hat nachträglich (wenn er wieder gesund ist) nur eine gewisse Erinnerung an die Krankheit, aber er kann den melancholischen Zustand nicht mehr nachempfinden.

Es handelt sich um den schwersten Leidenszustand, der überhaupt einen Menschen treffen kann. So urteilen Kranke, die auch schwere körperliche Krankheiten erlitten haben. Aber in ihrem Ablauf ist die melancholische Depression insofern *gutartig*, als die Phase kommt und wieder geht (nach unterschiedlich langer Zeit). Durch Behandlung kann der Leidenszustand gelindert und z. T. auch die Phase abgekürzt werden. Zwar neigt die Krankheit zum Wiederauftreten, aber auch dagegen gibt es eine wirksame Vorbeugung.

Die melancholische Depression ist keine seltene Krankheit. Das *Lebenszeitrisiko*, an einer melancholischen Depression zu erkranken, liegt um 0,5 bis 1,0 %. Frauen erkranken etwas häufiger als Männer. Wiederholte melancholische Phasen sind häufiger als einmalige Erkrankungen. Rein melancholische Verläufe sind häufiger als wechselhaft melancholisch-manische Verläufe.

Symptomatik

Das Erscheinungsbild und das Erleben der Betroffenen müssen hier relativ ausführlich beschrieben werden, um die Besonderheiten der melancholischen Depression zu verdeutlichen (im einzelnen siehe Kuhs und Tölle 1987). Dabei werden auch Patienten wörtlich zitiert.

Der Gesichtsausdruck ist ernst, der Blick ängstlich. Auffallend sind Bewegungsarmut und Passivität, z. T. verbunden mit innerer Unruhe. Das Selbsterleben hat sich grundlegend verändert: „Das paßt überhaupt nicht zu mir ... Ich kann Ihnen das erzählen ... aber ich kann es nicht jemandem nahebringen ..."

Das Gefühlsleben (Affektivität) liegt darnieder. „Keine Herzenswärme ... Diese Gefühllosigkeit ... das Neutrale. Auch das Gefühl für die Natur ist nicht mehr da ..." Ein anderer: „Alles ist abgeschnürt und tot in mir" (Nichtfühlenkönnen und Nichttraurigseinkönnen). *Angst* tritt regelmäßig auf, aber nicht Angst vor etwas Bestimmtem, sondern Angst vor *allem*, was auf den Kranken zukommt, vor dem Tag, vor dem Leben und dabei auch vor Banalem und Alltäglichem (siehe Kuhs 1990). Hoffnungslosigkeit beherrscht das Erleben dieser Kranken, so daß Todeswünsche naheliegen (s. Kap. II.10).

Der *Antrieb* ist in eigentümlicher Weise blockiert: Es fehlt an Elan, Initiative und Entscheidungsfähigkeit, letztlich an psychischer Kraft überhaupt. „Man stockt immer wieder und weiß nicht, wie es weitergeht." Das Extrem hiervon ist eine Erstarrung (depressiver Stupor). Gleichzeitig kann damit eine quälende innere Unruhe (Agitiertheit) verbunden sein.

Das *Denken* ist einförmig und unproduktiv. Es kann sich nicht von dem ständigen Kreisen um die eigene Verzweiflung lösen. „Ein Tonband im Kopf", sagt Christa Wolf in *Hierzulande Andernorts*. Die Merkfähigkeit wird unzuverlässig. Obwohl keine ernsthaften Denk- oder Gedächtnisstörungen auftreten, befürchten viele Melancholiekranke, an einer Demenz (Alzheimer) zu leiden. Die *Wahrnehmung* ist in eigentümlicher Weise gestört: Der Kranke kann Augen und Ohren regelrecht benutzen, aber das Gesehene und Gehörte verliert an Qualität. „Verlust an Wirklichkeitssinn ... und an Fähigkeit, Situationen richtig einzuschätzen", sagt ein Kranker. Eine andere Betroffene schrieb: „Eine Reduktion der Wahrnehmung auf die physikalische Komponente ..." (Schwering 1995).

In den tiefsten melancholischen Zuständen wird das Erleben des Kranken von *Wahn* beherrscht (was allerdings relativ selten ist). Die Kranken erleben sich klein, schuldig und nichtig. Hypochondrische Befürchtungen können sich bis zum Krankheitswahn steigern: „Meine Kräfte lassen nach, ich werde immer schwächer, bitte benachrichtigen Sie meine Angehörigen, die sollen zum letzten Mal kommen ..."; dabei ist keine körperliche Krankheit festzustellen. Verarmungsängste können den Grad eines Armutswahns erreichen. „Unser Haus und alles wird abgerissen und zerschlagen. Die Krankenkasse wird die hohen Klinikkosten nicht bezahlen ...". Am häufigsten ist der Schuldwahn: „... als ob ich alles falsch gemacht hätte ... es hat alles keinen Sinn mehr; denn ich bin an allem schuld. Das ist hier jetzt die Strafe Gottes für mich ... ich bin nichts wert."

Dieses Wahnerleben entwickelt sich sozusagen folgerichtig aus der melancholischen Gestimmtheit. Es ist stimmungskongruent, d.h., Verstimmung und Wahn bilden keinen Gegensatz, wie das bei anderen Wahnkranken sein kann.

Die melancholische Depression ist nicht auf seelische Störungen beschränkt. „Eine Depression läuft auch über den Körper ..." (Christa Wolf). Der Kranke fühlt sich *körperlich* matt und abgeschlagen, wenig leistungsfähig und immer müde. Die Bewegungen sind langsam. Die Kranken sehen älter aus, als sie sind. Sie finden durch Schlaf wenig Erholung. Dabei ist der Schlaf immer gestört, oft erheblich. Die Patienten fühlen einen zentnerschweren Druck auf Brust- oder Bauchraum. „Meine Depressionen liegen im Leib und nehmen mir jede Lust am Leben." Bei Frauen bleibt die Periode aus, bei Männern ist die Sexualität herabgesetzt oder aufgehoben. Der Appetit läßt nach, das Gewicht sinkt. Manche haben auch Herzklopfen und Schwindel. Die Rhythmusstörungen wurden schon genannt (s. S. 40).

Die *Diagnose* ist meist nicht schwer zu stellen, wenn man das Krankheitsbild kennt und dem Patienten gut zuhört. Die melancholische Depression zu erkennen ist wichtig, weil die Behandlung, die in jedem Fall durch einen Arzt für Psychiatrie erfolgen muß, von den übrigen Depressionsbehandlungen abweicht.

In den vorausgegangenen Abschnitten wurde die Melancholie-Symptomatik in ausgeprägter und schwerer Form beschrieben, um ihre Besonderheiten dem Leser vor Augen zu führen. Es muß aber betont darauf hingewiesen werden, daß die melancholische Symptomatik oft weniger intensiv ausgeprägt ist und daß nicht immer alle oben beschriebenen Symptome auftreten. Dann ist die Diagnose natürlich schwieriger, für den erfahrenen Arzt aber möglich.

Der melancholisch Kranke selbst neigt zu der Annahme, sein Leiden sei persönliches Versagen und nicht Krankheit. Er vermutet, daß diese seelische Veränderung nur ihn betreffe, und er weiß nicht, daß es sich um einen bekannten krankhaften Leidenszustand handelt. In dieser Situation kann es für den Betroffenen nützlich sein, sich in einem Buch wie diesem über die Besonderheiten der Melancholie unter den verschiedenen Depressionsformen zu informieren.

Verlauf

Der Ablauf der einzelnen Phase (Episode) ist uneinheitlich: Etwa die Hälfte dauert (unbehandelt) bis zu drei Monaten, ein Drittel aber ein Jahr oder länger, ein kleinerer Teil dauert nur einige Tage oder einige Wochen. Sehr selten ist das rasche Hin- und Herschwanken: ein täglicher und zweitäglicher Wechsel zwischen melancholisch und gesund bzw. manisch, was rapid cycling genannt wird.

Die einzelne Phase beginnt mal allmählich, mal plötzlich von einer Minute zur anderen. Das gilt auch für das Ende der melancholischen Phase. Wenn die Phase nicht allzu lang war und im sozialen Umfeld nicht größere Veränderungen eingetreten sind, kann der Betroffene an der Stelle wieder anknüpfen, an der ihn die Krankheit aus seinem Lebensrhythmus herausgerissen hatte, was angesichts des tiefgreifenden melancholischen Erlebniswandels erstaunlich ist. Nach langer melancholischer Phase und zögernd erfolgender Remission braucht der Betroffene oft noch geraume Zeit, um seine frühere Sicherheit und Leistungsfähigkeit wiederzugewinnen.

Der langfristige Verlauf ist ebenfalls unterschiedlich und nicht im voraus zu berechnen. Die Krankheit beginnt oft im 3. oder 4. Lebensjahrzehnt, nicht selten aber später. Bei einem Viertel bis einem Drittel der Kranken bleibt es bei einer melancholischen Phase, die meisten aber erkranken mehrere Male. Gegen das Wiedererkranken gibt es eine Vorbeugung (s. Kap. IV.8). Wenn bei einem Patienten melancholische *und* manische Phasen auftreten, folgen die Phasen meist rascher aufeinander.

Ursachen

Was im vorausgehenden Kapitel über die biologischen Grundlagen gesagt wurde, gilt insbesondere für diese Depressionsform, die Melancholie. Anscheinend gibt es mehrere körperliche Entstehungsbedingungen. Wie aber steht es mit psychischen Faktoren? Bedingungen psychischer Fehlentwicklung und psychodynamischer Faktoren, wie sie in den Kapiteln II.1 und II.2 beschrieben wurden, spielen für den Ausbruch einer Melancholie anscheinend eine geringere Rolle. Allerdings kann der Melancholie eine neurotisch-depressive Entwicklung (s. Kap. II.2) vorausgehen, dann handelt es sich sozusagen um eine Doppelerkrankung (double depression) im Sinne der Komorbidität.

Aber auch wenn bei den weitaus meisten Betroffenen vor der melancholischen Erkrankung keine wesentlichen Störungen festzustellen waren, auch wenn es keine bestimmte Persönlichkeitsstruktur gibt, die zur Melancholie prädestiniert, so bleibt doch zu fragen, ob *aktuelle Belastungen* zur melancholischen Erkrankung beitragen können. Das ist nur bei einem kleineren Teil der melancholischen Phasen zu beobachten. Bei etwa 10 bis 30 % ist im Vorfeld der Erkrankung eine schwere psychische Belastung oder Konfliktsituation zu erkennen. Man spricht in diesen Fällen von einer *psychischen Auslösung* oder Veranlassung. Hierin ist nur *eine* Krankheitsbedingung zu sehen, nicht etwa *die* Ursache der Krankheit. Es ist falsch anzunehmen, jede Depression müsse doch ihren „erkennbaren äußeren Grund" haben. Es ist auch falsch, im Falle einer vorausgegangenen Belastung nur noch diese im Auge zu haben und nur deshalb irrtümlich eine reaktive Depression anzunehmen.

Es gibt auch *körperliche* Auslösungsbedingungen. Sie sind bei 5–15 % der melancholischen Phasen festzustellen. Dabei handelt es sich um verschiedene Krankheiten, die jeweils einen letzten Anstoß zum Ausbruch einer melancholischen Phase geben können, nicht aber *die* Ursache darstellen.

Zusammenfassend kann festgestellt werden: Melancholische Depressionen, die zu den affektiven Psychosen (s. Kap. II.6) gehören, sind genetisch mitbestimmte, biologisch fundierte Krankheiten, zu deren Ausbruch auch psychische Faktoren beitragen können. Die Psychiatrie verfügt bisher nur über Teilkenntnisse der Verursachung, der bisherige Wissensstand spricht für das Zusammenwirken verschiedener Bedingungen (sogenannte multifaktorielle Ätiologie).

Behandlung

In den vergangenen Jahrzehnten wurden verschiedene sehr wirksame antidepressive Therapien entwickelt. Die Behandlung liegt in der Hand des Facharztes. Die Standardbehandlung melancholischer Patienten besteht in der Kombination von Pharmakotherapie (antidepressive Medikamente) und Wachtherapie (antidepressiver Schlafentzug), gestützt auf eine kontinuierliche psychotherapeutische Führung des Kranken. Wenn diese Standardbehandlung nicht ausreicht, gibt es eine Reihe weiterer Therapiemöglichkeiten, an erster Stelle die Elektrokrampfbehandlung (Einzelheiten in den Kap. IV.1 bis IV.5).

Den meisten Kranken kann auf diese Weise rasch geholfen werden. Die Behandlung muß kontinuierlich sein und auf längere Zeit geplant werden, damit kein Rückfall eintritt. Wenn es sich um eine wiederholte melancholische Erkrankung handelt, wird eine Vorbeugung (s. Kap. IV.8) eingeleitet. Auch diese ist bei den meisten Kranken wirksam.

Wenn alle Möglichkeiten der Behandlung und Vorbeugung konsequent angewandt werden, hat die Krankheit Melancholie viel von ihrem Schrecken verloren. Aber immer noch bleiben diese Möglichkeiten vielen Kranken vorenthalten. Denn oft wird die melancholische Depression nicht als solche erkannt, oder die spezielle Behandlung ist nicht im einzelnen bekannt.

Selbstdarstellungen der melancholischen Depression

Wenn man bedenkt, daß Depressionen häufige und einschneidende Krankheiten sind, wundert es nicht, daß sie auch in der Literatur immer wieder dargestellt werden. Wenn man psychiatrisch differenziert, erkennt man, daß es sich meist um reaktive und neurotische Depressionen handelt. Melancholische Depressionen wurden seltener beschrieben, weil hierzu während der Phase Initiative und Kräfte fehlen und nach der Phase das melancholische Erleben kaum mehr nachzuvollziehen und schwer schriftlich niederzulegen ist. Um so wertvoller sind die wenigen Selbstdarstellungen der Melancholie. Sie sind besonders willkommene Quellen psychopathologischer Erkenntnis, wenn sie von Dichtern und Schriftstellern stammen, also sprachbegabten Menschen, die das melancholische Erleben trefflicher ausdrücken können als andere.

Einer der ältesten Berichte ist das Buch „Anatomie der Melancholie“ von Robert Burton (1621). Der badische Theologe, Politiker und Schriftsteller Heinrich Hansjakob hat seine melancholische Phase und die stationäre Behandlung in einem noch heute lesenswerten Tagebuch (1894) dargestellt. Weniger bekannt sind die autobiographischen Aufzeichnungen des englischen Dichters William Cowper (1731–1800). Aufschlußreich ist auch die Selbstschilderung des zeitgenössischen schweizerischen Schriftstellers Reto Roos (mitgeteilt von Binswanger 1960). Aus jüngerer Zeit liegen Selbstdarstellungen von K. Bareiter (1992) und C. Muhr (1970) vor.

Auch drei von der Melancholie betroffene Psychiater haben ihre Erfahrungen veröffentlicht, allerdings wurden sie nicht während, sondern nach der Phase aufgezeichnet. Bekannt geworden ist das Buch von Piet C. Kuiper (1980). Ein anderer Bericht ist anonym publiziert worden (Gaupp 1939). Die amerikanische Psychiatrieprofessorin Kay Redfield Jamison berichtete über ihre manisch-depressive Krankheit.

Es gibt viele *Gedichte* über Depression und über „Melancholie" im literarischen Sinne, aber nur wenige Gedichte, in denen melancholisches Erleben zum Ausdruck kommt, z. B. von den mittelalterlichen Dichtern Walther von der Vogelweide und Charles d'Orléans, von dem Barockdichter Hans Assman von Abschatz und in neuerer Zeit von Albert Ehrenstein. Günter Kunert wurde durch die Lektüre von Texten des kranken Dichters Nicolaus Lenau (1802–1850) zu dem Gedicht *Beim Lesen Lenaus* angeregt.

Eine unserer Kranken schrieb folgendes Gedicht:

> Ich kann den Wind nicht mehr spüren.
> Ich rieche auch nicht mehr den Grund der Erde.
> Der Regen in meinem Gesicht berührt mich nicht mehr.
> Geblieben ist allein das Ticken der Uhr.
> Alles verrinnt.
>
> Wirbelnde schwarze Wasser
> zu meinen Füßen.
> Bleicher Mond
> in meinem Gesicht.
> Kalt.

6. Manie und Melancholie: zwei Seiten der affektiven Psychosen (bipolare Störungen)

Die Melancholie hat eigentümlicherweise ein Gegenbild: die *Manie*. Beide Störungen zusammenfassend, spricht man von *affektiven Psychosen* oder *affektiven (bipolaren) Störungen*. Noch merkwürdiger ist es, daß sich Melancholien und Manien beim gleichen Kranken abwechseln können, was *bipolare Verlaufsform* oder bipolare affektive Psychose genannt wird. Von Laien hört man auch die Bezeichnung „manische Depression", was aber sprachlich nicht korrekt ist.

Die *Manie* soll hier kurz beschrieben werden: Ein sonst ruhiger und ausgeglichener Mensch wird auffallend aktiv und redselig. Er fühlt sich ungeheuer leistungsfähig. Anfangs wirkt das belebend und unterhaltend, dann aber unheimlich. Der Betroffene schläft nicht viel, leidet hierunter jedoch nicht und ermüdet auch nicht, sondern er ist immer tätig, bald im Übermaß. Die ausgeprägte Manie besteht in gehobener Stimmung, gesteigertem Antrieb und raschem, geradezu flüchtigem Denken (Ideenflucht). Der Patient selbst erkennt nicht, daß er krank ist (außer bei wiederholter Erkrankung). In seiner Überaktivität kann es leicht zu unüberlegten Handlungen mit der Folge von Konflikten, Partnerschaftszerwürfnis, großen Anschaffungen und anderem unkontrollierten Verhalten kommen.

Die manische Phase dauert einige Wochen oder Monate an. „Wenn der Höhenflug zu Ende geht ...", ist der Patient über sein Verhalten zutiefst bestürzt. „Es ist unheimlich gewesen, daß ich nicht selbstkritisch sein konnte."

Hinsichtlich des *Verlaufes* und der *Verursachung* kann auf das hingewiesen werden, was in den vorausgegangenen Kapiteln zur Melancholie gesagt wurde. Manche Kranke erleiden nur manische Phasen, das ist selten. Wenn melancholische und manische Phasen im Wechsel eintreten, folgt dieser Ablauf keiner bestimmten Regel und ist nicht voraussehbar. Diese bipolaren Verläufe sind seltener als die rein melancholischen Erkrankungen.

Die manischen und bipolaren affektiven Psychosen sind im allgemeinen schwerer ausgeprägt und beeinträchtigen das Leben des Betroffenen mehr als melancholische Erkrankungen. Aber in jedem Fall gibt es gute Möglichkeiten der Behandlung und der Vorbeugung.

Auch an dieser Stelle sollen einige *Selbstschilderungen* genannt werden, weil ihre Lektüre lehrreich ist: John Custance (1954) und Antonio Gayen (1978) beschrieben autobiographisch ihre bipolare Erkrankung. R. Strohmeyer (1989) bezieht dabei auch die Erkrankungen seiner Angehörigen mit ein. Der schon erwähnte Robert Burton (1621) läßt sein Buch mit einem Gedicht beginnen, in dem strophenweise Manie und Melancholie einander gegenübergestellt werden. Hier ein Auszug:

Ich hänge den Gedanken nach
und träume ohne Ungemach
von Schlössern, die in Luft gebaut,
ganz sorgenfrei, kein Angstbild
    graut,
nur rosarote Phantasien
im Fluß der Zeit vorüberziehn.

Ganz einsam wälz' ich ohne Ruh'
und flüst're mir die Beichte zu,
von Grübelei tyrannisiert
hat Furcht, hat Gram mich
    aufgespürt,
ich springe auf, ich halte ein,
Minuten wollen Stunden sein.

7. Körperlich krank und depressiv

In der Psychiatrie ist der Begriff „organische Depression" geläufig. Allerdings ist hiermit Verschiedenes gemeint: Wenn körperlich Kranke depressiv werden, ist ihre Depression häufig als eine Reaktion des Betroffenen auf die schwere, möglicherweise unheilbare Krankheit zu verstehen.

Depressionen können aber auch aufgrund körperlicher Vorgänge entstehen. Es wurde schon erklärt (Kap. II.4 u. II.5), welche körperlichen Mitbedingungen zu einer Depression beitragen können. Hier aber ist noch mehr gemeint: Die Depression wird durch die körperliche Krankheit selbst *verursacht.* Das nennt man *organische Depression.* Dabei sind die Ursachen vielfältig. Häufige Grundkrankheiten sind Hirndurchblutungsstörungen, Parkinson-Krankheit, Multiple Sklerose, HIV-Infektion; und aus dem Bereich der internistischen Krankheiten: perniciöse Anämie, hormonelle Störungen wie Addison-Krankheit und Cushing-Krankheit, auch Karzinome. Organische Depressionen können auch durch Medikamente bedingt sein, z.B. durch bestimmte Psychopharmaka und Hochdruckmittel.

Es gibt noch eine dritte Möglichkeit des Zusammentreffens von Körperkrankheit und Depression, nämlich die Komorbidität: Ein depressiv Kranker kann zusätzlich eine körperliche Krankheit bekommen. Oder umgekehrt: ein körperlich Kranker wird depressiv, ohne daß die Körperkrankheit die Ursache hierfür wäre.

Diese verschiedenen Möglichkeiten sind stets zu beachten, wenn es um Depressionen bei körperlich Kranken geht. Die Unterschiede sind nicht immer leicht zu erkennen. Es handelt sich dabei weniger um drei Untergruppen als um Varianten des Ineinandergreifens der einzelnen Krankheitsbedingungen: Bei vielen dieser Kranken sind sowohl psychoreaktive wie organische Bedingungen zu beachten, und nicht selten ist auch von einer Veranlagung zum Depressivwerden auszugehen.

In der Praxis kommt es weniger auf eine säuberliche Einteilung in einzelne Typen an als auf das Erkennen der verschiedenen Entstehungsbedingungen. Wenn das gewährleistet ist, kann man zusammenfassend und praktikabel von „depression in the medical ill" sprechen, was in der amerikanischen Psychiatrie üblich ist. Diese Depressionszustände sind bei Patienten chirurgischer, internistischer und anderer Krankenhausabteilungen oft festzustellen. Auszählungen ergaben zwischen 10 und 45 %.

Die depressiven Symptome entsprechen z.T. denen bei reaktiver oder neurotischer Depression (s. Kap. II.1 und II.2), z.T. denen bei melancholischer Depression (s. Kap. II.5). Wichtiger als diese ist aber eine andere Differenzierung: Nicht wenige dieser Kranken haben auf psychischem Gebiet nicht nur depressive, sondern auch kognitive Störungen, d.h. Ausfälle der psychischen Leistungsfähigkeit. Wenn diese stärker ausgeprägt sind, spricht man von Demenz. Sie kann eine unmittelbare Folge einer Hirnkrankheit oder einer Hirnfunktionsstörung infolge einer Allgemeinkrankheit sein (Beispiele hierfür wurden bereits genannt). Viele dieser Kranken zeigen aber nur depressive Symptome, keine kognitiven Ausfälle; sie befürchten allerdings letztere.

Die *Therapie der sog. organischen Depressionen* ist nicht wesentlich anders als die der Depressionen körperlich gesunder Menschen. Unterschiedlich ist, daß natürlich die körperliche Grunderkrankung behandelt werden muß (soweit möglich), um auf diese Weise die organische Depression auf der Ebene ihrer Verursachung zu therapieren.

Nicht unterschiedlich sind aber die antidepressiven Methoden: Bei „depression in the medical ill" werden die gleichen antidepressiven Pharmaka verwandt, nach Möglichkeit auch antidepressiver Schlafentzug und – wenn diese Mittel nicht zum Ziel führen – Elektrokrampftherapie, die sich auch hier durch Wirksamkeit und zugleich Verträglichkeit auszeichnet. Stets müssen Einsatz (Indikation) und Dosierung der antidepressiven Maßnahmen (s. Kap. IV.2 bis IV.7) dem körperlichen Zustand dieser Kranken angepaßt werden. Zugleich wird – wie bei allen depressiven Kranken – eine sorgfältige psychotherapeutische Führung des Kranken notwendig. Insbesondere kommt es bei diesen Patienten darauf an, daß Internisten, Gynäkologen, Chirurgen usw. gut mit dem Psychiater zusammenarbeiten.

Ein Beispiel ist die *Parkinson-Krankheit*, die nicht nur mit Störungen der Beweglichkeit, sondern auch mit psychischen Störungen einhergeht. Unter diesen sind Depressionszustände am häufigsten (ungefähr bei 40 %). Dabei handelt es sich einerseits um Reaktionen auf diese fortschreitende Krankheit und die krankheitsbedingten Einschränkungen, andererseits um Auswirkungen von Neurotransmitter-Störungen (s. S. 38), insbesondere der Dopamin-Umsetzung. Auch für die depressiven Parkinson-Kranken gilt: die antidepressiven Maßnahmen helfen gut. Leider werden sie nicht immer konsequent eingesetzt.

8. Depression und Sucht

Abhängige Kranke (Suchtpatienten) sind oft depressiv. Andererseits können depressiv Kranke leicht abhängig werden. Die Beziehungen zwischen Depressionen und *Alkoholabhängigkeit* sind am besten untersucht. Dabei gibt es verschiedene Varianten.

Es kann sich um eine Belastungs- oder Konfliktsituation mit nachfolgender reaktiver Depression handeln, die der Betroffene durch Alkohol zu bekämpfen versucht. Das gelingt nur unzulänglich (denn Alkohol ist kein gutes Psychopharmakon) und bringt das Risiko einer Abhängigkeitsentwicklung mit sich. Dabei ist auch zu bedenken, daß Alkohol in großen Mengen akut zu depressiver Verstimmung führen kann und daß depressive Störungen in der Entzugssituation auftreten können (wie ein „Kater").

Es kann sich aber auch um eine langfristige neurotisch-depressive Entwicklung handeln, in der der Betroffene die vorübergehend wohltuende Wirkung des Alkohols kennen- und schätzenlernt und dann mangels anderer Hilfe immer mehr zum Alkohol greift. Entsprechendes gilt auch für melancholisch Depressive, am meisten für die bipolar affektpsychotisch Kranken (s. Kap. II.6), die ein hohes Abhängigkeitsrisiko aufweisen, nicht nur während der Krankheitsphasen, sondern auch darüber hinaus.

Zudem gibt es ausgeprägte depressive Verstimmungen bei sog. trockenen Alkoholikern, also nach der Entwöhnung und bei gelungener Abstinenz; diese Depressionen sind meist neurotischer Art.

Neben dem Alkohol ist an die andere weitverbreitete Konsumdroge zu denken: an den *Tabak*. Tabak mit dem Inhaltsstoff Nikotin kann verschiedene psychische Störungen bewirken, auch depressiver Art, aber kaum schwere Depressionen. Mehr zu bedenken sind die körperlichen Schädigungen durch Tabak; denn psychisch Kranke und spezielle Alkoholabhängige rauchen besonders häufig und viel.

Verschiedene *Medikamente* können depressive Störungen hervorrufen, aber doch nicht so viele Medikamente, wie auf den Beipackzetteln behauptet wird. Besondere Aufmerksamkeit ist bei Psychopharmaka angebracht. Es gibt Psychopharmaka, die gegen Depression wirksam sind (s. Kap. IV.2), und es gibt Psychopharmaka, die depressiv machen können. Hierzu gehören auch *Neuroleptika*, die allerdings selten und nicht stark ausgeprägt depressionsfördernd (depressiogen) wirken.

Unter den Suchtmitteln sind insbesondere *Opioide*, also Betäubungsmittel wie Morphin und Heroin, zu beachten. Die Entstehung der Opioidabhängigkeit ist u.a. auch auf eine neurotisch-depressive Entwicklung des Betroffenen zurückzuführen: Gegen seine Schwermut und Stimmung der Sinnlosigkeit versucht er ein Opioid einzusetzen, dessen betäubende Wirkung nur vorübergehend und sehr wenig gegen Depressivität wirkt. Als Therapeutikum wurde Tinctura opii über 100 Jahre lang gegen Depressionen angewandt, bis die heutigen wirkungsvollen Antidepressiva gefunden wurden.

Stimulanzien vom Typ der Amphetamine (ähnlich auch Kokain) werden gelegentlich von Depressiven zur Selbstbehandlung eingesetzt. Aber diese Aufputschmittel helfen nicht gegen Depressivität, sie sind überdies gefährlich. Auch *Halluzinogene*, also Rauschmittel wie z.B. LSD, werden von Abhängigen gegen Angst und Depression genommen; allerdings ist der entlastende Rausch nur kurz.

9. Die verschiedenen Arten des Depressivseins

Bei der Besprechung der einzelnen Depressionsarten wurde schon darauf hingewiesen, daß diese in der Praxis nicht immer scharf voneinander abzugrenzen sind. Es leuchtet ja ein, daß – um es kurz zu formulieren – auf ein einschneidendes Ereignis oder bedrückendes Erlebnis hin um so eher eine Depression folgt, als der betroffene Mensch ohnehin zum Depressivsein neigt, sei es aufgrund einer genetischen Veranlagung, infolge einer psychischen Fehlentwicklung oder einer schweren Erkrankung, die auch Hirnfunktionen und damit die Gestimmtheit betrifft.

Man muß daher die Frage stellen, ob Begriffe wie „reaktiv", „neurotisch", „endogen" und „organisch" einzelne, unterscheidbare Depressionsformen bezeichnen oder aber die verschiedenen Entstehungsbedingungen kennzeichnen. Im psychiatrischen Sprachgebrauch werden die genannten Vokabeln für beides verwendet: für die Abgrenzung einzelner Depressionsformen und für die Benennung von Entstehungsbedingungen. Auf diese Weise ist eine gewisse Unsicherheit entstanden: Gibt es überhaupt einzelne Depressionsformen, die voneinander zu unterscheiden sind, oder gibt es eigentlich nur *eine* Krankheit „Depression“, in welche die verschiedenen Entstehungsbedingungen eingehen?

Der zweite Teil dieser Frage führte zu der Depressionstheorie, es gebe im Grunde nur eine Depression, und die einzelnen Erkrankungen würden sich nur durch Schweregrade unterscheiden. Zu dieser Auffassung, welche die verschiedenen Eigenarten (Qualitäten) der Depressionserscheinungen und des depressiven Erlebens außer acht läßt, kam man auf zwei Wegen: über die Klassifikation und über die Pharmakotherapie.

Klassifikation dient in der Medizin der einheitlichen Beschreibung bestimmter Krankheitsbilder zu statistischen Zwecken. Klassifikationen arbeiten mit Merkmalen, die gut definiert und quantifizierbar sind, andere bleiben unberücksichtigt. In den Symptomauflistungen der Klassifikationssysteme finden daher manche wichtige Merkmale des Krankheitsgeschehens und insbesondere des subjektiven Krankheitserlebens keinen Platz. Klassifikationen sind also reduktionistisch. Diese Beschränkung ist für den genannten statistisch-wissenschaftlichen Zweck kaum nachteilig. Auf die Diagnostik übertragen, ist aber dieses Vorgehen lückenhaft und daher unzweckmäßig.

Von nur einer Depression auszugehen scheint außerdem von der Pharmakotherapie nahegelegt zu werden: Alle depressiven Störungen lassen sich mit antidepressiven Medikamenten behandeln. Hieraus aber zu folgern, es gebe tatsächlich nur eine Art von Depression, ist eine unzulässige Vereinfachung. Die Medizin kennt viele Medikamente, die bei mehreren unterschiedlichen Krankheiten wirksam sind.

Für die erstgenannte Version, nämlich die Annahme unterschiedlicher Depressionsformen, sprechen folgende Argumente: Wenn man die depressiven Krankheitserscheinungen sorgfältig beobachtet und analysiert, erkennt man wesentliche *qualitative Unterschiede*. Insbesondere das melancholische Depressivsein zeigt unzweifelhaft Eigenheiten und ist von anderen Depressionsformen abzugrenzen. Diese Auffassung stützt sich auch auf die Erfahrungen und Äußerungen der Betroffenen: Die Patienten selbst wissen sehr wohl zwischen den verschiedenen Arten des Depressivseins zu unterscheiden. Insbesondere bezeichnen sie das melancholische Erleben als ganz eigenartig, ungewöhnlich und unverwechselbar.

Wichtige Argumente liefern auch die Therapieerfahrungen: Zwar werden antidepressive Medikamente bei allen Depressionen angewandt (wenn auch nicht in einheitlicher Art und Weise), aber im übrigen unterscheiden sich die Behandlungen der einzelnen depressiven Störungen wesentlich voneinander (s. Kap. IV.7).

Wenn man aus diesen Gründen eine differenzierende Depressionslehre vertritt, folgt man dem Wissenschaftsprinzip, daß dem Differenzieren gegenüber dem Unifizieren immer der Vorzug zu geben ist, wenn sich Unterschiedlichkeiten abzeichnen.

Außer den bereits beschriebenen Depressionsformen (Kap. II.1, II.2, II.5, II.7) gibt es weitere Unterscheidungen und Abgrenzungen, die hier nur kurz genannt werden sollen. Aufgrund einer akzentuierten Symptomatik hat man folgende Begriffe geprägt: *vegetative Depression*, wenn körperliche Störungen stark ausgeprägt sind; *larvierte Depression*, wenn hinter den Klagen des Patienten über körperliche Beschwerden die Depressivität schwer erkennbar ist. Wenn die Symptomatik insgesamt geringgradig ausgeprägt ist, sprechen manche Psychiater von *leichter Depression*, im Gegensatz zu *major depressive disorder* (s. Kap. II.5).

Wenn eine depressive Episode einen sehr kurzen Verlauf hat, spricht man von *kurzer Depression* oder im Wiederholungsfall von kurzer, rezidivierender Depression. *Atypische Depression* bedeutet, daß anstelle typischer Symptome wie Appetitlosigkeit, Gewichtsverlust und Schlafstörung geradezu entgegengesetzte Störungen festzustellen sind: gesteigerter Appetit, Gewichtszunahme und vermehrter Schlaf. Der Begriff *saisonale Depression* besagt, daß die Depression jeweils im Herbst oder Winter beginnt und im Frühjahr wieder verschwindet. Allerdings ist auch das nicht häufig; wenn man genauer fragt, findet man kaum je eine strenge jahreszeitliche Rhythmik.

Schließlich werden Depressionen auch nach der Situation bei der Erkrankung benannt: *Erschöpfungsdepression, Umzugsdepression, Entwurzelungsdepression* (Flucht etc.), *existentielle Depression* (in Lebenskrisen), *Entlastungsdepression* (auch nach vorausgegangener Belastung), *Feriendepression, Wochenbettdepression, klimakterische Depression* und *Involutionsdepression.*

Alle genannten Begriffe weisen darauf hin, daß man die Einzelheiten der Depressionssymptomatik und der Lebenssituation der betroffenen Menschen beachten soll. Diese Stichworte beinhalten jeweils nur *ein* wichtiges Merkmal des komplexen Krankheitsgeschehens. Sie bezeichnen aber nicht eigene Depressionsformen.

10. Todeswünsche und Suizidalität

Wenn ein Mensch von einem schweren Verlust getroffen wird und verzweifelt ist, wenn jemand bei neurotisch-depressiver Störung am Sinn des Lebens zweifelt oder wenn ein melancholisch Depressiver nicht ein Ende seines unsäglichen Leidens erhoffen und sich nicht einmal vorstellen kann – in diesen Grenzsituationen des Lebens können lebensverneinende Gedanken nicht ausbleiben. Deshalb ist hier über Todeswünsche und Suizid zu schreiben.

Suizide und Suizidversuche sind häufige Ereignisse, nicht nur bei depressiven Menschen. Man rechnet in Deutschland mit jährlich 10 Suiziden bei Frauen und 20 Suiziden bei Männern, bezogen auf 100 000 Einwohner. Dabei ist zu bedenken, daß nicht alle Suizide registriert werden. Suizid*versuche* sind schätzungsweise zehnmal häufiger als Suizide.

Aber natürlich sind nicht alle suizidgefährdeten Menschen psychisch krank. Mehr als nach klinischen Diagnosen ist nach den *Situationen* zu fragen, in denen ein Mensch suizidal wird: Verlust eines nahestehenden Menschen, tiefgreifende Enttäuschungserlebnisse, wirtschaftlicher Ruin, verschuldetes Verhalten überhaupt, Straftaten, insbesondere deren Entdeckung, unheilbare Krankheit (aber nicht an erster Stelle), psychische Erkrankung, Vereinsamung im Alter – diese Aufzählung ist nicht vollständig.

Zum Sprachgebrauch

Selbstmord ist eine häufige Bezeichnung für Suizid. Aber von Mord ist die Suizidhandlung weit entfernt. Wenn das diskriminierende Wort „Selbstmord“ immer noch benutzt wird (auch in den Medien), so ist das ein Relikt aus der Zeit, in der Suizid als persönliche Schuld und Sünde gewertet wurde. Diese Auffassung kam im 5. christlichen Jahrhundert auf. Heute sehen wir die Not und Verzweiflung des suizidalen Menschen und bevorzugen das sprachlich sinnvolle Wort „Suizid“ (sich zu Fall bringen). Auch „Freitod“ ist unangemessen; denn der suizidale Mensch ist gerade nicht frei. Hierzu aus einem Gedicht von Erich Fried:

Die Bezeichnungen

Nicht mehr Selbstmord;
denn das ist eine Verleumdung an denen,
die das Leben ermordet hat.
Auch Freitod nicht;
denn Freitöter ist ein Staatsmann,
der tötet und frei ausgeht,
oder ein Polizist.
Und stand es diesen Toten wirklich frei?
Und auch nicht,
wie sie in den Abschiedsbotschaften sagten,
die einfachen Leute:
Sie haben den letzten Ausweg gewählt.
Wenn es der letzte war, bleibt ihnen da noch die
    Wahl?
Und hätte es denn einen vorletzten Ausweg gegeben?
Mit welchen Worten das namenlose Morden?

Suizidal wird ein Mensch, wenn er einer der genannten, unerträglichen und unlösbar erscheinenden Situationen nur dadurch glaubt entrinnen zu können, daß er sich dem Leben entzieht. Suizidalität bedeutet Hoffnungslosigkeit. Wenn ein Mensch aufgrund einer neurotischen Persönlichkeitsstörung ein Verlustereignis in besonderer Weise als Kränkung des eigenen Ichs erlebt und darüber verzweifelt, ist er in hohem Maße suizidgefährdet (sog. narzißtische Krise nach Henseler 1990).

Tiefer in die Suizidmotivation eindringend, erkennt man auch Aggressivität gegenüber Beziehungspersonen und gegenüber dem Schicksal. In der Suizidalität wendet sich die Aggressivität nicht mehr gegen andere, sondern gegen die eigene Person (Autoaggressivität). Hiermit können auch Hilferufe und Appelle an die Umwelt verbunden sein.

Es gibt auch Suizidversuche, mit denen etwas erreicht und durchgesetzt, z.B. ein Angehöriger erschreckt und geängstigt werden soll. Die Motive sind zahlreich und können sich überschneiden. Daher wäre es falsch, von der Motivation allein auszugehen, wenn man die Ernsthaftigkeit eines angekündigten Suizidversuches abschätzen will. Nicht jede Suizidhandlung zielt konsequent auf die Beendigung des Lebens ab. Wer eine Überdosis Schlafmittel nimmt, kann zunächst auch den Wunsch haben: Ruhe, nicht denken, nicht leiden müssen. Manche Suizidversuche lassen den Ausgang offen.

Es gibt Abstufungen der Suizidgefährdung: vom unbestimmten Wunsch, nicht mehr zu leben, über bestimmtere Todeswünsche und zunehmende Tendenzen, das Leben zu beenden, bis zu konkreten Suizidabsichten und entschiedenen Suizidimpulsen mit Vorbereitungen zur Ausführung des Suizides.

Erkennen der Suizidgefahr

Suizidalität zu erkennen und die Gefährdung abzuschätzen ist eine schwere Aufgabe des Arztes und Psychotherapeuten – aber nicht des Fachmanns allein; denn die Betroffenen suchen oft gar nicht den Psychiater oder Psychotherapeuten auf. Daher ist es auch eine mitmenschliche Aufgabe, bei Angehörigen, Freunden und anderen Menschen in Krisensituationen an möglicherweise auftretende Suizidalität zu denken und entsprechend zu handeln. Signale hierfür können in der Lebenssituation des Betroffenen erkennbar sein, z.B. eine Häufung schwerer Belastungen. Im Verhalten des suizidgefährdeten Menschen fallen Einengung des Lebensbereiches, Aggressionshemmung und Autoaggressivität (s.o.) sowie Nachlassen der seelischen Kräfte auf (sog. *präsuizidales* Syndrom). Aber diese Kriterien sind nicht immer leicht zu erkennen und in ihrer Bedeutung abzuschätzen. Auch deshalb kommt es im Verdachtsfall auf den Versuch eines Gespräches an.

Die meisten Laien wissen aber nicht, wie man einen möglicherweise suizidgefährdeten Menschen ansprechen soll. Das ist nicht so schwer, wie es scheint. Bei einem natürlichen und behutsamen Ansprechen kann man kaum Fehler machen. Man kann z.B. fragen, wie es überhaupt geht, ob da nicht der Mut verlorengeht, ob nicht Gedanken der Verzweiflung, der Sinnlosigkeit, der Hoffnungslosigkeit aufkommen oder lebensverneinende Gedanken. Meist entsteht dann eine gute Gesprächsbasis. Der häufigste Fehler besteht darin, ein solches Gespräch zu unterlassen. Die Betroffenen sind praktisch immer für einen Gesprächsversuch dankbar. Suizidtendenzen werden z.T. bejaht, z.T. verneint. Unbestimmtes Antworten spricht für ein Suizidrisiko. Dann kann man so weiterfragen: Ob er/sie gegen die lebensverneinenden Gedanken ankomme; ob schon etwas Bestimmtes geplant oder vorbereitet sei; ob es auch etwas gebe, was dagegen spreche. Wenn dann die Rücksicht auf Angehörige genannt wird, ist das ein relativ günstiges Merkmal. Wenn ausweichend geantwortet wird, spricht das für ein höheres Suizidrisiko.

Depressive sind von einem gewissen Schweregrad ihrer Störung an regelmäßig suizidgefährdet. Suizidgedanken und auch -absichten bestehen meist über lange Zeit; sie können sich akut verstärken, auch im Zusammenhang mit belastenden Erlebnissen; hierauf ist besonders zu achten. Gemessen an der regelmäßigen Suizidstimmung des Depressiven, sind Suizidversuche und Suizide relativ selten, absolut genommen aber häufig. Die weitaus meisten Depressiven überleben die depressive Episode, was hauptsächlich auf tragfähige Kontakte zu Angehörigen und auch zu Arzt, Psychologe, Krankenschwester usw. zurückzuführen ist.

Wer kann weiterhelfen?

Das Erkennen der Suizidalität ist zugleich eine erste Hilfe, weil sich der Betroffene nun dem „Mitwisser" verpflichtet fühlt. Dann gilt nicht mehr der Satz von Paul Valery: Suizid ist „die Abwesenheit des Anderen". Die Möglichkeiten einer solchen Bindung und Verpflichtung dürfen nicht unterschätzt werden. Hierzu schreibt Rainer Kunze in dem Gedicht *Die letzte aller Türen:* Doch nie hat man / an alle schon geklopft.

Wenn der Gesprächspartner diese Verpflichtung auf sich genommen hat, soll er entschlossen handeln und so bald wie möglich professionelle Hilfe vermitteln (auch zur Entlastung seiner selbst). Wenn das gelingt, ist der entscheidende Schritt getan. Die Behandlung ist überwiegend erfolgreich.

Es ist falsch anzunehmen, wer Suizidabsichten habe, setze diese jedenfalls in die Tat um. Und es ist falsch zu sagen, man solle dem Suizidalen nicht in den Arm fallen, sondern ihm seinen Willen lassen. Denn die Erfahrung hat gelehrt, daß die meisten Betroffenen mit fachkundiger Hilfe schon bald aus der suizidalen Krise herausfinden und weiterleben wollen. Nicht selten hört man später: „Daß Sie damals mit mir geredet haben, das hat mir entscheidend geholfen." Und auch: „Daß Sie mich damals, obwohl ich es nicht wollte, überredet haben, die Behandlung anzufangen (bzw. in die Klinik zu gehen), dafür bin ich Ihnen dankbar."

Psychopharmaka können nicht Suizidalität beseitigen, wohl aber können sie eine Depression beeinflussen und schließlich beheben. Und sie können in akuten Situationen den Patienten entspannen, ihm eine Pause ermöglichen. So wird Zeit gewonnen, bis eine Psychotherapie eingeleitet ist und zu helfen beginnt. Zur Überbrückung eignen sich neben Antidepressiva (s. Kap. IV.2) auch entspannende Psychopharmaka (Tranquilizer).

Was in diesem Kapitel über die Hilfe für suizidgefährdete Menschen gesagt wurde, ging von der Voraussetzung aus, daß es unsere Aufgabe sei, das Leben des Betroffenen zu erhalten. Diese Auffassung gilt nicht mehr unbestritten, seit die „Hilfe zum Suizid" immer mehr gefordert und praktiziert wird, nicht nur bei unheilbarer körperlicher Krankheit, sondern auch bei chronischen psychischen Störungen. Diese Praxis, die allzu leicht in die Nähe der Euthanasie gerät, darf auf Depressive nicht angewandt werden, da Depressionen (und auch viele andere psychische Störungen) gerade nicht unheilbar, sondern behandlungsfähig und überwindbar sind.

III. Depressionen im Ablauf des Lebens

1. Depressionen bei Kindern und Jugendlichen

Gibt es bei Kindern schon Depressionen? Ohne Zweifel ja, sogar ziemlich oft. Da aber die Äußerungsmöglichkeiten im Kindesalter noch nicht voll entfaltet sind, zeigen die Depressionen noch nicht das typische Gepräge, das für Erwachsene beschrieben wurde. Kinder können das Depressivsein weniger gut verbalisieren. Deshalb scheinen Symptome wie Schuldgefühle, Selbstvorwürfe, Versündigungs- und Verarmungsideen zu fehlen. Die kindliche Depression verbirgt sich oft hinter anderen psychischen Störungen, sie ist hierdurch maskiert. Im Vordergrund können Angst, Gehemmtheit, Isolierungstendenzen und auch psychosomatische Störungen, wie Enuresis (Einnässen), Mutismus (Sprachlosigkeit), Schlafstörungen und Magen-Darm-Störungen stehen.

Ob es bereits im Säuglingsalter Depressionen gibt und ob bei den Säuglingen Appetitlosigkeit, Erbrechen, Nahrungsverweigerung, Gewichtsabnahme, Schaukeln mit dem Kopf und Bewegungsunruhe eine Depression anzeigen, ist sehr schwer zu beurteilen. Wenn Kleinkinder und Vorschulkinder auffällige Spielhemmung und dabei Unruhe zeigen, kann es sich um eine depressive Störung handeln. Bei jüngeren Schulkindern sind es mehr Gereiztheit, Unsicherheit und Lernhemmung, hinter denen sich eine Depression verbirgt. Ältere Schulkinder und Jugendliche zeigen das Depressivsein deutlicher, auch Grübeln, Minderwertigkeitsgefühle und Suizidimpulse.

Im zweiten Lebenshalbjahr kann eine schwere psychische Störung eintreten, die einer depressiven Erkrankung ähnlich ist und von R. Spitz als *anaklitische Depression* bezeichnet wurde (Anaklise bedeutet die emotionale Anlehnung an einen anderen Menschen, speziell die gefühlsmäßige Abhängigkeit des Säuglings von der Mutter). Sie tritt nach einer Trennung des Säuglings von der Mutter auf, wenn vorher eine gute Mutter-Kind-Beziehung bestand und die Entwicklung normal verlaufen war. Nach der Trennung schreit und weint das Kind, nimmt keinen Anteil mehr an der Außenwelt, hat einen leeren und ausdrucksarmen Blick, liegt schließlich stumpf und apathisch auf dem Bauch. Die vorher lebhafte Motorik verarmt, das Gewicht geht zurück. Nach einigen Monaten ändert sich die Symptomatik: statt des Weinens nun ein starrer Gesichtsausdruck, abweisendes Verhalten, eher rückläufige Entwicklung.

Wenn Mutter und Kind innerhalb weniger Monate wieder zusammenkommen, heilt die anaklitische Depression ganz aus. Wenn das nicht der Fall ist und auch keine ständige Pflegeperson als Ersatzmutter da ist, verschlechtert sich das Zustandsbild und kann schließlich in einen psychophysischen Hospitalismus übergehen. Diese Kinder sind auch anfälliger für Infektionen, ihre Sterblichkeit ist hoch.

Auf größere Kinder und Jugendliche kann man die Depressionsdiagnostik der Erwachsenenpsychiatrie anwenden. Die einzelnen Krankheitsbilder sind aber in diesem Lebensalter wesentlich schwerer voneinander zu unterscheiden.

Eine typische *reaktive Depression* im Kindesalter ist die sog. *Schul-Depression*, die bei Überforderung eintritt. Auch Kinder, deren Intelligenz durchaus den Schulanforderungen entspricht, können unter emotional ungünstigen Schulverhältnissen (mangelndes pädagogisches Verständnis, ständiger Lehrerwechsel, große Klassen etc.) depressiv reagieren. Das wird noch häufiger beobachtet, wenn ein Kind in den falschen Schultyp gekommen ist und dort überfordert wird.

Bei *neurotischen Depressionen* liegt, wie in Kapitel II.2 erklärt wurde, der Ursprung der psychischen Fehlentwicklung meist in der Kindheit. Die Manifestation der Störungen erfolgt aber in der Regel später. Vielleicht handelt es sich bei diesen Feststellungen insofern um eine Täuschung, als der Betreffende in der Regel erst im Erwachsenenalter mit dem Arzt spricht und dann über seine Kindheit nicht mehr genügend konkrete Erinnerungen beibringen kann. Bei Kindern werden neurotische Depressionen selten diagnostiziert, im Jugendalter sind sie häufiger anzutreffen, wohl weil größere Anforderungen zu bewältigen sind, besonders in den zwischenmenschlichen Beziehungen.

Melancholische Depressionen (s. Kap. II.5) treten frühestens in der Vorpubertät auf, allerdings sehr selten und auch bei Jugendlichen kaum häufiger. Dem Lebensalter entsprechend ist die Symptomatik etwas anders ausgeprägt als bei Erwachsenen: Die Betroffenen fallen weniger durch Verstimmung auf als durch gleichgültigen oder versteinerten Ausdruck, interesseloses und „gelangweiltes“ Verhalten. Sie fühlen sich elend und minderwertig. Auf die genaue Diagnose dieses melancholischen Depressionstyps kommt es im Kindes- und Jugendalter besonders an, weil die Behandlung frühzeitig und gezielt erfolgen muß. Oft wird die melancholische Depression in diesem Lebensalter als Reaktion auf Schulschwierigkeiten, Schwunglosigkeit und disziplinarische Probleme verkannt.

Organische Depressionen, wie sie für Erwachsene in Kapitel II.7 beschrieben wurden, sind bei Kindern und Jugendlichen keineswegs selten. Sie können Folgen von Infektionen und Intoxikationen sein, welche die Hirnfunktionen mitbetreffen; oder sie sind auf Hirnverletzungen und auf hormonelle Störungen zurückzuführen. Diese Depressionen sind oft mit Leistungsabfall und körperlichen Beschwerden, insbesondere Kopfschmerzen, verbunden.

Suizidversuche und Suizide von Kindern und Jugendlichen gibt es schon etwa vom 5. Lebensjahr an. Meist ist die Umgebung des betroffenen Kindes hiervon völlig überrascht. Wenn Ärger oder eine Enttäuschung vorausgingen, schienen diese eher geringfügig zu sein. Es gibt auch Unglücksfälle, bei denen das Kind ein selbstschädigendes Verhalten nicht in seiner Konsequenz vorausgesehen hat. In der Vorpubertät und Pubertät, also in der Entwicklungsphase der Ich-Findung, werden Suizidversuche und Suizide häufiger. Hierfür zwei klinische Beispiele, einen Jugendlichen und einen Adoleszenten betreffend (nach Meyer 1979):

Ein 15jähriger schreibt vor dem Suizid: „Ich habe Angst vor dem Sterben, aber dies ist besser, als für alle Zeit als Versager abgestempelt zu werden. Ich hoffe, daß ich wenigstens auf diesem letzten Ausweg das Ziel nicht verfehlen werde. Ich lebe gern, doch ein des Lebens unwürdiges Dasein ist nicht lebenswert."

Ein 22jähriger nimmt sich nach einer geringfügigen Zurückweisung durch ein Mädchen das Leben. Was vorausging, ist seinem letzten Brief zu entnehmen: „... ich warte auf etwas schon lange Zeit und weiß nicht, auf was, irgend etwas mache ich falsch, ich kann es nicht einrichten, vielleicht kenne ich meine Möglichkeiten nicht ... Ich weiß weder ein noch aus, man nimmt sich irgend etwas vor, für's Leben, ich habe mir sogar sehr viel vorgenommen, aber was ich jetzt mache, kommt mir unwichtig vor. Wenn das so weitergeht und das ganze Leben ist, dann bin ich alt, und wofür bin ich dann alt. Da wird es doch wohl am besten sein, man wartet nicht mehr darauf, was das Leben bringt, sondern bringt sich selbst den Tod ... Da wird nichts anderes übrigbleiben, als zu resignieren, ich muß irgend etwas machen ..."

2. Depressionen während der weiblichen Entwicklungs- und Lebensphasen

Die landläufigen Vorstellungen über Depressionen bei der Menstruation, in der Schwangerschaft, im Wochenbett und im Klimakterium sind größtenteils falsch. Wissenschaftlich geprüft ist folgendes:

Vor oder während der *Menstruation*, der monatlichen Regelblutung, können eine gewisse Nervosität und Verstimmbarkeit eintreten (sog. prämenstruelles Syndrom), jedoch nicht vom Grade einer Depression. Aber es ist auf einen anderen Zusammenhang hinzuweisen: Bei schwerer Depression, insbesondere melancholischer Depression, kann die Menstruation ausbleiben (sekundäre Amenorrhöe). Mit dem Abklingen der Depression stellt sich auch die Menstruation wieder ein, ohne daß es neben der Depressionsbehandlung einer speziellen Hormontherapie bedarf.

In der *Schwangerschaft* sind Depressionen (und auch andere psychische Störungen) auffallend selten. Viele Frauen erleben die Schwangerschaft (nach den Anfangsbeschwerden) als eine Zeit recht guter Gestimmtheit. Hierfür gibt es neben den verständlichen psychischen Gründen möglicherweise auch hormonelle Bedingungen.

Wenn während einer Schwangerschaft eine Depression eintritt, müssen antidepressive Medikamente vorsichtig gehandhabt werden, alle anderen Depressionsbehandlungen sind so durchführbar wie sonst.

Ungewollte Schwangerschaft kann zu einer reaktiven Depression führen, insbesondere wenn die soziale Situation schwierig ist oder Partnerkonflikte vorausgingen. Auf Abtreibungen folgen nicht selten reaktive Depressionen, auch schwere und anhaltende Depressionen.

Im *Wochenbett* sind psychische Störungen, auch schwere Psychosen relativ häufig, nämlich ungefähr 10mal öfter als zu anderen Lebenszeiten der Frau. In den meisten Fällen handelt es sich um depressive Störungen, insbesondere um melancholische Depressionen; sie beginnen meist in der ersten oder zweiten Woche nach der Entbindung. Über die Verursachung gibt es kaum gesichertes Wissen. Verlauf und Prognose sind unterschiedlich; ungefähr ein Drittel dieser Frauen erkrankt später im Wochenbett erneut depressiv.

Klimakterium. Oft und mit großer Selbstverständlichkeit ist von der „klimakterischen Depression“ die Rede. Aber diese gibt es nicht. Zutreffend ist, daß im Klimakterium, also in der Zeit der hormonellen Umstellung, emotionale Labilität und Verstimmbarkeit eintreten können. Ob das häufiger der Fall ist als in den vorausgegangenen bzw. nachfolgenden Zeiten, ist wissenschaftlich nicht gesichert.

Die Verstimmungszustände im Klimakterium müssen differenziert betrachtet werden. Es gibt *reaktive Depressionen*, die weniger mit der hormonellen als mit der psychosozialen Umstellung zusammenhängen, die in diesem Lebensabschnitt zu bewältigen ist, nämlich hinsichtlich der eigenen Einstellung zur Weiblichkeit, auch zum Sexualpartner und im Hinblick auf das Auslaufen der Mutterrolle.

Schwere Depressionen im Sinne von *major depressive disorder* und spezielle *Melancholie* kommen in der Zeit des Klimakteriums nicht öfter vor als in den vorausgehenden und nachfolgenden Jahren.

Etwas anderes ist das *Menopause-Syndrom*. Hierunter versteht man hauptsächlich körperliche Beschwerden während des Klimakteriums bzw. der Menopause wie Hitzewellen, Schweißausbruch, Herzfrequenzbeschleunigung, Schwindel und dabei auch Stimmungslabilität, aber nicht ernsthafte Depressionen. Das Menopause-Syndrom steht mehr mit biographischen und situativen Faktoren in Zusammenhang als mit hormonellen Bedingungen. Ob es entsprechende Reaktionen auch bei Männern in diesem Lebensalter gibt, ist kaum untersucht worden.

3. Depressionen im Alter

Im höheren und hohen Lebensalter gibt es keine anderen depressiven Störungen als in den früheren Lebensabschnitten. Wohl aber sind Besonderheiten der gesundheitlichen und sozialen Situation älterer Depressiver zu beachten. Bei alten Menschen trifft eine Depression öfter, fast regelmäßig, mit körperlichen Gesundheitsstörungen zusammen. Und auch das Zusammentreffen einer Depression mit anderen psychischen Störungen wird mit zunehmendem Lebensalter häufiger; dabei können insbesondere zugleich Depression und Demenz auftreten. Wenn man zudem die persönliche Situation älterer Menschen berücksichtigt, können soziale Einschränkungen, Einförmigkeit des Daseins, Verlust von Partner und Angehörigen sowie Vereinsamung zu depressiven Störungen beitragen. Deprimierend wirkt sich dabei gerade auf den älteren Menschen aus, daß er manche Konflikte kaum mehr lösen kann und Schuldgefühle unabänderlich bestehenbleiben. Diese *reaktiven Depressionen im Alter* sind vielfach durch Krankheits- und

Sterbeängste geprägt, also durch eine hypochondrische Einstellung.

Wenn in den frühen und mittleren Lebensabschnitten eine *neurotische Depression* bestand, kann diese im vorgerückten und insbesondere hohen Alter zurückgehen: die Störungen werden schwächer oder kaum mehr wahrgenommen. Gelegentlich aber kann eine neurotische Depression unverändert bis ins hohe Alter bestehenbleiben. Unbewältigte Konflikte aus dem zwischenmenschlichen Zusammenleben, auch erotisch-sexuelle Konflikte der Jugendzeit können noch im Alter eine ausgeprägte Dynamik aufweisen und eine Psychotherapie notwendig machen.

Melancholische Depressionen treten im Alter seltener auf. Aber man muß auch dann noch mit einer melancholischen Phase rechnen; dabei lenken die Vorgeschichte mit früheren melancholischen Phasen und die Art der melancholisch-depressiven Störung (s. Kap. II.5) auf die richtige Diagnose hin. Es ist falsch, aber leider häufig anzutreffen, daß unter dem Eindruck belastender Lebensumstände im hohen Lebensalter eine Depression regelmäßig für eine reaktive Depression gehalten wird. Wenn eine melancholische Depression verkannt wird, bleibt dem Patienten die spezifische Behandlung vorenthalten.

Eine Depression im Alter wird nicht selten irrtümlich als Demenz angesehen. Dieser Irrtum ist häufiger geworden, seit die Altersdemenzen und dabei insbesondere die Alzheimerkrankheit mehr und mehr in den Medien und in der Öffentlichkeit diskutiert werden. Der Fehler kann allerdings auch durch die Klagen des Patienten nahegelegt werden, wenn der Depressive seine Störungen des Denkens und des Gedächtnisses (s. Kap. II.5) hervorhebt. Diese depressive Hemmung von Denken und Gedächtnis kann der Arzt für Psychiatrie von einer Demenz unterscheiden.

Allerdings können im hohen Lebensalter Depression und Demenz zugleich auftreten. Eine Depression vom melancholischen Typ kann der Demenz vorausgehen; und umgekehrt kann der dement gewordene alte Mensch depressiv erkranken. Auch in dieser Situation muß der Facharzt die Diagnose stellen und die Therapie leiten.

Außer der Demenz ist eine andere altersbedingte psychische Störung zu beachten, nämlich eine bestimmte Persönlichkeitsveränderung. Im Alter können sich Persönlichkeitseigentümlichkeiten zuspitzen: aus Ordnungssinn wird Pedanterie, aus Sparsamkeit wird Geiz, aus Redefreude wird Geschwätzigkeit. Die Probleme, die sich hieraus ergeben, können durch eine hinzutretende Depression verschärft werden.

Bei Depressionen im Alter sind also körperliche und seelische Störungen zugleich zu beachten; ursächlich ist an gesundheitliche und situative Bedingungen, an Persönlichkeitsfaktoren und Krankheitsveranlagungen zu denken. Entsprechend differenziert und sorgfältig muß die Behandlung geplant werden.

IV. Behandlung

1. Behandlungsbasis

Es gibt viele wirksame antidepressive Therapien. Das mag verwundern, nachdem bei der Erörterung der Ursachen eingeräumt werden mußte, wie lückenhaft unser Wissen ist. Aber wie in vielen Gebieten der Medizin sind auch in der Depressionsforschung die Entwicklungen von Behandlungsmöglichkeiten weiter fortgeschritten als die Erforschung der Verursachung. Nachdem in den vorausgegangenen Kapiteln angegeben wurde, welche Therapien bei den einzelnen depressiven Störungen eingesetzt werden (Indikationen), sollen diese Behandlungsmethoden nun beschrieben werden. Vorher aber ist noch über die Voraussetzungen der Depressionstherapie und über die Behandlungsbasis zu informieren.

Voraussetzungen jeder antidepressiven Behandlung sind eingehende körperliche *und* psychische Untersuchungen. Hierzu gehören die medizinische *und* biographische Anamnese, das Erfassen der Lebenssituation und der bisherigen Behandlungen, Erheben des körperlichen Befundes und des psychischen Zustandes. Die Feststellung „depressiv" ist allein nicht ausreichend, es müssen zahlreiche Einzelheiten der Vorgeschichte, der Symptomatik, der körperlichen Gesundheit usw. erfaßt werden. Nur wenn man von einer breiten Befundbasis ausgeht, können eine bestimmte Diagnose gestellt und eine gezielte Behandlung geplant werden. Wer Depressive behandeln will, muß also sehr viel über diese psychischen Störungen wissen, nicht etwa nur einzelne Behandlungsmethoden kennen.

Eine maßgebliche Voraussetzung der Behandlung ist die *patientbezogene Einstellung* des Behandelnden. Das heißt: der Behandlungsplan darf nicht von *einer* Therapiemethode bestimmt werden, weil der jeweilige Arzt oder Psychologe gerade dieses Verfahren erlernt hat und praktiziert. Ein methodebezogenes Vorgehen ist ganz unzureichend; denn es kommt nicht darauf an, was der eine oder andere Behandler anzubieten hat, sondern was der Patient braucht.

Die *Basis der Behandlung*, gleich welche Methoden angewandt werden, ist der personengerechte Umgang mit dem Kranken, auch „Basisverhalten" genannt. Gemeint ist folgendes: Der Arzt (und jeder an der Behandlung beteiligte Mitarbeiter) begegnet dem Kranken grundsätzlich und immer als einem einmaligen und ernstzunehmenden Individuum mit persönlichen Problemen und Nöten, als einem Patienten, der auch Ansprüche an den Arzt und Psychotherapeuten stellt. Zum Basisverhalten gehört des weiteren, daß die Psychodynamik der Beziehung zwischen Patient und Arzt, Psychologe sowie anderen Mitarbeitern sorgfältig beachtet wird. Insbesondere sind Ängste und Widerstände des Patienten im Kontakt mit den Behandelnden, auch Schwierigkeiten im gegenseitigen Verstehen und Akzeptieren zu berücksichtigen. Wer depressiv Kranke behandelt, muß sich immer wieder bemühen, die Problematik auch aus der Sicht des Patienten zu sehen (pathischer Aspekt).

In diesem Sinne spricht man auch von *psychotherapeutischem Basisverhalten.* Damit ist nicht eine spezielle Psychotherapiemethode gemeint (hierzu Kap. IV.6), sondern die Einstellung, mit der man dem Patienten begegnet und die Behandlung aufnimmt.

Entsprechendes gilt für die *Basistherapie* im Krankenhaus. Der Stil muß patientenbezogen, die Atmosphäre therapeutisch geprägt sein. Alle Mitarbeiter sollen über fundierte Fachkenntnisse verfügen und im Umgang mit depressiven Kranken geschult sein. Ergotherapie und Arbeitstherapie, Kunsttherapie und Musiktherapie müssen zur Verfügung stehen, des weiteren Physiotherapie, nämlich Bewegungs- und Wasserbehandlung. Nur wenn alle diese Bedingungen gegeben sind, wird die *stationäre* Behandlung depressiver Patienten therapeutisch sinnvoll und ökonomisch gerechtfertigt. Dennoch werden immer noch viele Depressive fälschlich und unzulänglich in internistischen und anderen nicht-psychiatrischen Krankenhausabteilungen „behandelt".

2. Medikamente

Die Besprechung der antidepressiven Behandlungsverfahren soll mit den Psychopharmaka beginnen. Zuerst ein Blick auf die Geschichte: Die Vorstellung, mit einem Medikament depressive Störungen zu behandeln, ist sehr alt. Jedoch blieben alle Bemühungen, solche Medikamente zu finden, lange Zeit erfolglos.

Antidepressive Pharmaka gibt es erst seit ca. 40 Jahren. Sie wurden zufällig entdeckt. Nachdem 1952 Chlorpromazin (Megaphen) als erstes Neuroleptikum für die Behandlung schizophrener und anderer Psychosen gefunden worden war, suchte man weitere Mittel dieser Art und nahm hierzu Änderungen am Molekül des Chlorpromazin vor. Eine dieser Varianten war Imipramin, das jedoch keinen Fortschritt für die neuroleptisch-antipsychotische Behandlung darstellte. Aber ein Psychiater erkannte mit gutem klinischen Blick, daß Imipramin eine andere, ganz unerwartete Wirkung aufweist: einen antidepressiven Effekt. Von dieser Entdeckung gingen die Antidepressivaforschung und auch die neurochemische Erforschung der depressiven Krankheiten aus (s. Kap. II.4). Zahlreiche Antidepressiva wurden entwickelt, geprüft und verwendet, ohne daß aber die Wirkung des Imipramin (Tofranil®) übertroffen worden wäre. Jedoch gelang es, Antidepressiva mit geringeren Nebenwirkungen zu finden (s. u.).

Was leisten antidepressive Pharmaka? Sie beeinflussen gezielt depressive Störungen, und zwar die Depressionssymptomatik insgesamt (Stimmung, Antrieb, Leistungsinsuffizienz etc.). Diese Wirkung betrifft alle Depressionsformen, am deutlichsten ausgeprägt ist sie bei melancholischer Depression. 60 bis 80 % dieser Patienten können so wirksam behandelt werden. Antidepressiva helfen auch gegen Angststörungen und Zwangsstörungen, sie werden bei Schlafstörungen, in der Schmerzbehandlung und gegen Alkoholabhängigkeit eingesetzt. Es besteht kein Abhängigkeitsrisiko, und die Persönlichkeit wird nicht verändert.

Man unterscheidet folgende *Gruppen von Antidepressiva*:

Ältere „klassische" Antidepressiva (Trizyklika und Tetrazyklika). Hierzu gehören beispielsweise (in Klammern die Handelsbezeichnungen): Amitriptylin (Saroten®), Imipramin (Tofranil®), Dibenepin (Noveril®), Mianserin (Tolvin®), Maprotilin (Ludiomil®), Trimipramin (Stangyl®). Die Einzelheiten der Wirkungsweisen kennt der Psychiater, so daß er Antidepressiva gezielt einsetzen kann. Einige Trizyklika wirken nicht nur antidepressiv, sondern auch beruhigend (sedativ), was bei der beschriebenen Unruhe melancholisch-depressiver Patienten erwünscht ist.

Wie alle wirksamen Medikamente haben auch Antidepressiva unerwünschte Begleiteffekte; hinsichtlich dieser *Nebenwirkungen* unterscheiden sich die trizyklischen und tetrazyklischen Antidepressiva z.T. erheblich voneinander.

Folgende Nebenwirkungen sind relativ häufig, aber harmlos; sie bilden sich nach dem Absetzen vollständig zurück: Mundtrockenheit, Verstopfung (Obstipation), leichtes Zittern der Finger, Neigung zum nächtlichen Schwitzen, Leseschwäche, leicht beschleunigter Puls, Schwindel im Stehen, Müdigkeit, Gewichtszunahme, Einschränkung der Sexualfunktion (die aber auch durch die Depression selbst herabgesetzt sein kann).

Seltene, aber z.T. ernster zu nehmende Nebenwirkungen sind Repolarisationsstörungen (Rhythmusstörungen) des Herzens, Krampfanfall, Harnverhaltung bei bestehender Prostata-Hypertrophie, Verstärkung eines bestehenden Glaukoms (Grüner Star), Blutbildveränderungen: Verarmung an Leukozyten (Leukopenie oder Agranulozytose). Der Psychiater weiß diese Nebenwirkungen zu vermeiden bzw. zu kontrollieren, sie machen praktisch nie eine antidepressive Pharmakotherapie unmöglich. Da diese unerwünschten Begleiteffekte den depressiven Patienten zusätzlich belasten können, wurde nach Antidepressiva mit geringeren Nebenwirkungen gesucht:

In den Vordergrund sind inzwischen die *Serotonin-Wiederaufnahme-Hemmer (SSRI)* getreten. Sie sind nach ihrer Wirkungsweise benannt (s. Kap. II.4). Hierher gehören u.a.: Citalopram (Cipramil®), Fluoxetin (Fluctin®), Paroxetin (Tagonis®, Seroxat®), Sertralin (Gladem®, Zoloft®).

Diese Antidepressiva weisen die oben genannten Begleiteffekte nicht oder fast nicht auf, sie sind also besser verträglich, allerdings auch nicht nebenwirkungsfrei. Es können vorkommen: Appetitstörungen, Magenbeschwerden, bei Männern Ejakulationsstörung, Schlafstörungen. Auch diese Nebenwirkungen sind reversibel (rückbildungsfähig), also nicht gefährlich. Wenn während der Behandlung hinsichtlich der Nebenwirkungen Zweifel oder Sorgen aufkommen, sollte der Patient den Arzt fragen.

Eine dritte Gruppe bilden die *Monoaminooxydase-Inhibitoren (MAO-Hemmer).* Sie haben, wie der Name sagt, eine bestimmte, von anderen Antidepressiva abweichende neurochemische Wirkungsweise und stellen eine Behandlungsalternative zu den vorgenannten Antidepressiva dar. Ältere Verbindungen dieser Gruppe wiesen ausgeprägte Nebenwirkungen, auch Unverträglichkeiten mit anderen Arzneimitteln und sogar Nahrungsmitteln auf. Sie werden nur noch wenig verwendet. Ein Vertreter dieser Gruppe ist Tranylcypromin (Jatrosom N®). Die weitere Forschung führte zu MAO-Hemmern mit spezialisierter Wirkung, nämlich zu den selektiven, reversiblen MAO-A-Hemmern, beispielsweise Moclobemid (Aurorix®).

Schließlich sind *pflanzliche Mittel* zu nennen. Das Angebot ist groß, viele Mittel sind nicht wirksam. Einen gewissen antidepressiven Effekt bei leichteren Depressionen hat Hypericum, ein Extrakt aus dem Johanniskraut. Es ist enthalten z. B. in Jarsin®, Hypericin®, Helarium®, Hyperforat®. Hypericum ist gut verträglich. Der Arzt weiß, wann es eingesetzt werden soll.

Bei der Behandlung mit Antidepressiva sollen Patient und Angehörige folgendes besonders beachten:

– Nie von einem anderen Patienten ein Medikament übernehmen, sondern nur ein Mittel einnehmen, das von einem Arzt für Psychiatrie oder von einem Allgemeinarzt verordnet ist, der mit einem Psychiater zusammenarbeitet.

- Die Wirkung der Antidepressiva kann bis zu drei Wochen auf sich warten lassen.
- Für die antidepressive Wirkung muß man sozusagen einen Preis bezahlen, nämlich unerwünschte Begleiteffekte hinnehmen.
- Die Behandlung muß immer vom Arzt kontrolliert werden. Es sind bestimmte Untersuchungen (EKG, Blutbild etc.) in festgelegten Abständen notwendig.
- Wenn ein Antidepressivum nicht hilft, gibt es weitere Möglichkeiten (s. u.).
- Außer diesen Behandlungsmitteln gibt es Medikamente zur Vorbeugung (Kap. IV.8).
- Die medikamentöse Behandlung ist nur ein Teil der Therapie.

3. Wachtherapie

Auch diese antidepressive Behandlung wurde nicht durch systematische Forschung entwickelt, sie wurde von depressiven Patienten entdeckt. Schon vor langer Zeit beschrieben melancholisch-depressive Kranke eine ganz unerwartete Beziehung zwischen Schlaf und Depression, z. B. der schon erwähnte Schriftsteller und Theologe Heinrich Hansjakob, der während einer melancholisch-depressiven Phase folgendes in sein Tagebuch (1895) eintrug: „Am Morgen wachte ich auf und mit mir meine Schwermut. Und schon heute zeigte sich die spätere Regel, daß auf eine gute Nacht ein schlechter Tag folgte und umgekehrt. Solch ein närrisches Spiel treiben mit uns kranke Nerven ..."

Es dauerte lange, bis Ärzte diese Patientenbeobachtungen wahrnahmen und therapeutisch nutzten. Schon die erste systematische Untersuchung (Pflug und Tölle 1971) ergab eindeutig, daß solche Patientenbeobachtungen weder zufällig noch selten sind, sondern daß verordneter und systematisch durchgeführter Schlafentzug (für eine Nacht) unter wissenschaftlich kontrollierten Bedingungen signifikant Depressionen bessert.

Eine 39jährige melancholische Frau vor der Wachtherapie: „Ich fühle mich wie tot, emotionslos, nur mein Herz schlägt noch, ohne Freude, ohne Antrieb, Konzentrationsmangel, werde sowieso nicht wieder gesund ..." Am Tage nach der durchwachten Nacht: „Kopf freier, neutral, am Tanzkursus der Klinik teilgenommen, keine negativen Gedanken ... entspannt ..." Danach aber fiel die Stimmung wieder ab. Ein weiterer Schlafentzug war erneut erfolgreich.

Einige Jahre später wurde festgestellt, daß der Patient nicht eine ganze Nacht wachen muß, sondern nur in einem Teil der Nacht, und zwar am besten in der zweiten Hälfte der Nacht, ab 1.30 Uhr (vorher darf er schlafen). Dieses Vorgehen ist ebenso wirksam wie das Wachen während einer ganzen Nacht, zudem erleichtert es dem Patienten diese Behandlung, da er abends erst einmal schlafengehen kann.

Ein 50jähriger melancholisch-depressiver Mann: „Den aufkommenden Frühsommermorgen erlebte ich auf dem Balkon der Station. Ich hörte wieder die Vögel singen und roch wieder die Natur. So wußte ich, es war vorbei." Er beobachtete eine Mitpatientin: „Schlag 4.00 Uhr morgens legte sie ihr Strickzeug ... langsam auf den Tisch. Sie sah mich an, tastete vorsichtig ihren Brustkorb ab und sagte: Es ist weg. So als ob sie es noch nicht begreifen konnte. Sie sprang dann auf und sagte fest und glücklich: Es ist wirklich weg."

Eine solche Wende ist nicht selten; bei anderen Patienten tritt die Wirkung allmählich im Laufe des Tages ein, seltener erst am nächsten Tag. Aber die Wirkung der Wachtherapie ist oft kurz, zuweilen nur 24 Stunden, oder einige Tage, z.T. aber auch eine Woche lang. Der Effekt kann verlängert werden durch gleichzeitig eingenommene antidepressive Medikamente (diese Kombination ist bei allen schweren Depressionen angebracht). Die Wachtherapie kann wiederholt werden, am besten in Abständen von fünf bis sieben Tagen.

Wachtherapie wirkt bei 60 % der Behandelten antidepressiv, mehr oder weniger ausgeprägt: Oft läßt sich die Depressionssymptomatik um ein Viertel bis zur Hälfte reduzieren, zuweilen wird sie ganz aufgehoben, aber diese Heilungen kommen nur bei wenigen Prozent der Behandelten zustande. Wirkungslos ist die (wiederholte) Wachtherapie auch nur bei wenigen Prozent.

Die Effektivität ist durch zahlreiche Studien weltweit gesichert. Die Behandlung mit antidepressiven Medikamenten wird durch eine Kombination mit der Wachtherapie deutlich verbessert. Ein subjektiver Faktor kommt hinzu: Der Patient erlebt, daß ihm rasch (wenn auch nicht immer anhaltend) geholfen werden kann, daß ein so einfacher Eingriff (fast ein Naturheilverfahren) wirksam ist und daß er als Kranker – durch schlichtes Wachbleiben – an der Behandlung mitwirken kann. „Ich habe der Depression ein Schnippchen geschlagen", sagte ein Patient.

Die Wirkungsweise des antidepressiven Schlafentzuges konnte trotz intensiver Forschung bisher nicht eindeutig geklärt werden, sie steht wahrscheinlich in Beziehung zur zirkadianen Rhythmik des Organismus. Wichtiger aber ist, daß die Wirksamkeit eindeutig bewiesen ist (Kasper und Möller 1996).

4. Elektrokrampftherapie

Die Elektrokrampftherapie (EKT) ist die wirksamste aller antidepressiven Therapien; die Wirkung tritt so schnell ein wie bei keiner anderen Behandlung. Für viele Depressive ist die EKT geradezu eine Erlösung, für manche eine lebensrettende Maßnahme, insbesondere bei schwerster Depression mit Suizidgefährdung. Dennoch steht die EKT in der Bevölkerung nicht in bestem Ruf, und sie wird ärztlicherseits nicht so oft eingesetzt, wie es angebracht wäre.

Informationen zur Durchführung. Die Elektrokrampftherapie besteht in der elektrischen Auslösung eines generalisierten Krampfanfalles unter bestimmten therapeutischen Bedingungen. Die Behandlung ist gut verträglich, es gibt nur wenige Gegenanzeigen (Kontraindikationen), die der Psychiater kennt.

Wichtig ist die genaue Aufklärung des Patienten (auch wegen der verbreiteten Vorurteile), z. B. mittels eines Films. Die ausdrückliche Einwilligung ist, wie bei anderen Behandlungen auch, Voraussetzung der Anwendung. Aufklärung und Einwilligung des Patienten sind verpflichtend, auch hinsichtlich der Narkose.

Die EKT wird gemeinsam vom Psychiater und Anästhesisten durchgeführt. Nach Einleitung einer Kurznarkose und Injektion eines Muskelrelaxans (entspannendes Medikament, ähnlich wie bei Operationen) werden zwei Elektroden (kleine Metallscheiben) an der Schläfe angesetzt (an einer Seite oder auf beiden Seiten), um für einige Sekunden elektrischen Strom aus einem speziell hierfür konstruierten Gerät durchzuleiten. Wieviel Strom notwendig ist, kann mittels EEG (Electroencephalogramm, Hirnstromableitung) im Einzelfall genau festgestellt werden.

Begleiteffekte und Risiken. Das Risiko der EKT besteht im wesentlichen nur in dem üblichen Narkoserisiko. Vorübergehend kann eine Merkschwäche eintreten (die aber auch mit der Depression zusammenhängen kann), die sich aber wieder zurückbildet. Bei der früher angewandten, inzwischen verlassenen Technik gab es in seltenen Fällen bleibende Gedächtnisstörungen. Weitere Einzelheiten zur Elektrokrampfbehandlung sind einem neuen Buch zu entnehmen (Folkerts 1997), das auch Laien verstehen können.

Warum aber gibt es gegen die EKT so viele *Einwände und Vorurteile*? Rational begründet sind sie nicht. Auf die emotional entstandenen Vorurteile soll hier kurz eingegangen werden, da sie immer noch die Anwendung der EKT behindern. Es gibt in der Medizin ca. 35 medizinische Verfahren, die mit elektrischem Strom arbeiten und dementsprechend auch als „Elektro-…“ bezeichnet werden. Am bekanntesten ist die Elektrodefibrillation bei Herzkammerflimmern. Diese Behandlungstechniken werden aber nicht in den Medien angegriffen. Verhängnisvoll ist eine Verwechslung der Elektrokrampfbehandlung mit dem Elektroschock als Foltermethode; zuweilen gewinnt man allerdings den Eindruck absichtlicher Verwechslung. Ein anderer Vorwurf lautet:

die EKT sei eine Nazimethode. Auch das ist nachweislich falsch.

Wie kommt eine so unbegründete und heftige Kampagne zustande? Manche Kritiker meinen mit ihren Angriffen anscheinend nicht speziell die EKT, sondern die Psychiatrie überhaupt, die ihnen als ein unheimliches und ängstigendes Gebiet gegenübersteht, dem man durch Kritik entgegenzutreten versucht. Die EKT scheint dann den willkommenen Anlaß zu einer allgemeinen Anfeindung zu geben. Hierzu werden falsche Meldungen über angeblich durch die EKT bewirkte Hirnschäden und Gedächtnisstörungen benutzt. Also mit dem Gedankengang: Wenn in der Psychiatrie so etwas (wie die vermeintlich schädliche EKT) geschieht, bestätigt das nur meine feindselige Einstellung gegenüber der Psychiatrie.

Anfeindungen und unwahre Behauptungen fanden ausgiebig Niederschlag in den Medien und richteten sich nicht nur gegen die EKT, sondern z.B. auch gegen Psychopharmaka, die als „chemische Keule“ oder „chemische Zwangsjacke“ diffamiert wurden. Es wurde ausgezählt, daß 90% der Medienberichte über Psychopharmaka negativ ausfielen.

Kritik kam eine Zeitlang auch aus der Psychiatrie selbst, nämlich von psychotherapeutisch oder soziotherapeutisch eingestellten Psychiatern, die sich gegen EKT und andere medizinische Behandlungsverfahren aussprachen. Solche Polarisierungen sind aber längst überwunden.

Hinderlich für eine wünschenswert breite Anwendung der EKT ist aber auch die dominante medikamentöse Behandlung (Pharmakotherapie) in der gegenwärtigen Psychiatrie. Anderen Behandlungen als den marktbeherrschenden Psychopharmaka wird zuwenig Platz eingeräumt. Dieses Handicap teilt die Elektrokrampfbehandlung übrigens mit der Wachtherapie, beide werden nicht in der wünschenswerten Konsequenz eingesetzt. So bleiben vielen Patienten diese wirksamen Behandlungen vorenthalten, obwohl doch der Patient ein Anrecht auf jede wirksame Therapie hat. Vereinzelt trifft man immer noch auf Ärzte und Krankenhausträger, die meinen, auf die EKT verzichten zu dürfen. Inzwischen sind aber durch Information und Öffentlichkeitsarbeit die Medienberichte über EKT wesentlich sachlicher geworden. Hierzu haben auch mit EKT behandelte Patienten beigetragen.

So schrieb ein 64jähriger tief melancholischer Patient: „... und bei der ersten EKT merkte ich schon, daß die Angstzustände verschwunden waren." Als er nun mit seiner Frau telefonierte, sagte diese: „Du sprichst ja ganz anders." Er beobachtete und beschrieb in seinem Bericht ähnliche Wirkungen bei anderen Patienten. Im einzelnen: „Die Therapie selbst ist ja für den Patienten selbst fast nicht zu merken."

Ein 37jähriger melancholischer Patient nach sehr langer ergebnisloser medikamentöser Behandlung: „Also, die erste EKT-Behandlung, das weiß ich noch sehr genau, ich stand auf (nach der Behandlung), habe gefrühstückt, mir ging es stimmungsmäßig gar nicht mal so gut, aber die Angst war weg, war sehr gering geworden. Beim zweiten Mal ging es besser, jedenfalls viel besser als vorher. Ich war noch nicht ganz aus der Depression heraus, aber ich hatte wieder Hoffnung, ich hatte wieder einige Gefühle, die ich lange vermißt hatte. Ich muß sagen, daß diese fünf Male (EKT) mich wirklich aus diesem Loch herausgeholt haben ..., daß ich da wieder eine Basis hatte, wo ich drauf aufbauen konnte ..."

5. Weitere antidepressive Verfahren

Die Somatotherapie (körperliche Behandlung) verfügt über weitere Behandlungsmöglichkeiten für Depressive.

Transkranielle Magnetstimulation (TMS) ist ein neues Verfahren, das z. Zt. als eine mögliche Alternative zur Elektrokrampftherapie geprüft wird. Mittels einer außen an den Kopf angelegten Spule wird durch Strom ein Magnetfeld hergestellt, das tiefere Hirnstrukturen erreicht und dort die elektrischen Umsetzungen an den Nervenzellen beeinflußt. Der Patient merkt von dieser Stimulation fast nichts. Es bedarf auch keiner Narkose, es tritt kein Krampfanfall ein wie bei der EKT. Das Verfahren hat keine Nebenwirkung. Die antidepressive Wirksamkeit bleibt aber anscheinend hinter der der EKT zurück.

Lichttherapie wird bei der sog. saisonalen Depression (s. S. 57f.) angewandt, bei anderen Depressionsformen ist sie nicht oder nur wenig wirksam. Der Patient sitzt täglich eine halbe bis zwei Stunden lang vor einem Gerät mit mehreren Leuchtstoffröhren, deren Intensität ungefähr der eines hellen Sonnentages entspricht. Bei saisonaler Depression ist die Lichttherapie, insbesondere wenn sie mit antidepressiven Medikamenten kombiniert wird, bei etwa 60 % der Behandelten wirksam.

Physiotherapie ist die Behandlung mit natürlichen Mitteln wie Wasser und Bewegung. Sie hilft auch dem depressiven Menschen, was seit dem Altertum bekannt ist. Besonders nützlich sind Schwimmen und Wandern; aber auch Mineralbäder, Gymnastik und verschiedene Sportarten sind angezeigt. Ziele dieser Behandlung sind die körperliche Erholung, die vegetative Regulierung, auch die Selbstbestätigung durch eigene Leistung und die Ermutigung durch die gemeinsame Betätigung in einer Gruppe.

6. Psychotherapien

Depressionen werden nicht nur mit Medikamenten und anderen körperlichen Verfahren behandelt. Auch Psychotherapie ist bei Depressiven hilfreich. In dem tiefen Leidenszustand des Depressivseins darf der Betroffene nicht nach der Verordnung eines Medikamentes alleingelassen werden. Als Behandlungsbasis gehört die *psychotherapeutische Einstellung* (s. S. 73) selbstverständlich zu jeder Depressionsbehandlung.

Psychotherapie ist gegen Depressionen therapeutisch wirksam, d. h., durch Psychotherapie können depressive Störungen zurückgebildet werden. Hieran hatten weder erfahrene Psychiater noch betroffene Patienten je Zweifel. Inzwischen ist die Effektivität bestimmter Psychotherapiemethoden bei Depressionen auch wissenschaftlich bewiesen.

Hierüber soll nun informiert werden, zwar nicht in aller Ausführlichkeit, aber doch so weit, daß der Leser einen Einblick darin gewinnt, wie der Psychiater-Psychotherapeut depressiven Patienten psychotherapeutisch helfen kann. Allgemein gilt: Je schwerer die Depression ist, desto notwendiger ist die Psychotherapie (neben der Behandlung mit Antidepressiva und anderen Mitteln) und desto behutsamer muß die Psychotherapie erfolgen, entsprechend der geringen Belastbarkeit des Patienten.

Bei jeder schweren Depression und insbesondere bei melancholischer Depression steht am Beginn die *kommunikative bzw. partizipative Psychotherapie*. Sie zielt nicht auf die Bearbeitung von Problemen und unbewußten Konflikten ab, auch noch nicht auf Verhaltensänderungen, sondern sie will diese schwerkranken Menschen stützen und führen sowie einen tragfähigen psychotherapeutischen Kontakt herstellen. Kommunikativ und partizipativ bedeutet dabei, daß es hauptsächlich auf das Mitdabeisein des Arztes und Psychotherapeuten ankommt. Man nennt das auch stützende oder supportive Psychotherapie.

Es hilft dem Depressiven nicht, ihm seine „unbegründeten" Sorgen ausreden und ihn ermutigen zu wollen. Mehr angebracht ist das geduldige Zuhören und Ernstnehmen. Der Kranke soll spüren, daß keine Hemmung, keine Selbstbezichtigung oder Enthüllung den Arzt davon abbringen kann, immer dazusein, zu ihm zu stehen und bei ihm zu bleiben, sozusagen stellvertretend für ihn Hoffnung und Mut aufrechtzuerhalten und die Phase der Depression mit ihm durchzustehen. Die Zusicherung, daß die Prognose gut ist und die Behandlung helfen wird, kann nicht oft genug wiederholt werden; denn viele Depressive können das zwar nicht hoffen und nicht glauben, wohl aber hören und im Kopf behalten, wenn es immer wieder versichert wird. Auch über

Suizidgedanken und Suizidabsichten soll man offen mit dem Kranken sprechen. Das ist der beste Schutz vor Suizidversuchen.

Diese Psychotherapie des Melancholischen ist aber nicht nur „Begleitung“, sondern sie geht einher mit der bei den meisten Kranken erfolgreichen körperlichen Behandlung. Wenn der Patient das spürt, wächst sein Zutrauen zum Arzt.

Kognitive Verhaltenstherapie befaßt sich mit den depressiven Kognitionen (Gedanken, Einstellungen, Wertungen), um sie therapeutisch zu beeinflussen. Dabei werden manche Elemente der vorausgegangenen kommunikativen Psychotherapie aufgegriffen und in systematischer Form fortgesetzt. Bearbeitet werden depressive Vorstellungen und Erlebnisweisen einschließlich Hoffnungslosigkeit und Schuldgefühlen. Diese werden im einzelnen in ihren situativen Zusammenhängen erfaßt und dann derart modifiziert, daß sie nicht mehr stets zuungunsten der eigenen Person ausfallen müssen. Es werden neue und positive Wahrnehmungen, Erkenntnisse (Kognitionen) und Interpretationen eingeführt und den depressiven Sichtweisen gegenübergestellt.
Eine ganz andere Vorgehensweise ist die *Psychodynamische* Psychotherapie. Sie behandelt die persönlichen Belastungen, Probleme und Konflikte des Patienten. Dieses psychotherapeutische Vorgehen ist bei depressiven Reaktionen und insbesondere bei neurotischen Depressionen angezeigt. Bei melancholischer Depression ist die Psychodynamische Psychotherapie im allgemeinen nicht notwendig; diese Depressionen klingen unter konsequenter Anwendung der bisher geschilderten Somatotherapien und Psychotherapien ab. Aber das gilt nicht ausnahmslos. Belastungen und Konflikte, die möglicherweise schon vor der melancholischen Erkrankung bestanden, können das Herausgeraten aus der melancholischen Phase erheblich erschweren und verzögern. In diesen Fällen wird eine Psychodynamische Psychotherapie notwendig, die aber nicht schon im Stadium der tiefen Melancholie beginnen soll (da der Patient zu diesem Zeitpunkt hierfür

zu schwach ist und durch Überforderung Schaden nehmen kann), sondern frühestens in der abklingenden melancholischen Phase.

Es sind Psychotherapieverfahren speziell für Depressive entwickelt worden, z.B. die *Interpersonelle Psychotherapie (IPT)*. Sie arbeitet mit Elementen der kommunikativen, psychodynamischen und verhaltenstherapeutisch-kognitiven Vorgehensweisen. Auch hier wird anfangs das Stützen und Führen des Patienten betont, dann wird die Frage nach situativen Belastungen gestellt, die verhaltenstherapeutisch angegangen werden, und schließlich ist die Behandlung auf Stabilisierung und auf die künftige Lebensgestaltung hin ausgerichtet. Das Anwendungsgebiet sind neurotische und melancholische Depressionen.

Alle hier genannten Psychotherapiemethoden werden in der Depressionsbehandlung zugleich mit antidepressiven Medikamenten und mit Wachtherapie eingesetzt, da wissenschaftliche Untersuchungen gezeigt haben, daß mit dieser kombinierten Vorgehensweise die besten Ergebnisse erzielt werden.

7. Übersicht der Depressionsbehandlungen

Nachdem verschiedene depressive Störungen beschrieben und danach unterschiedliche Behandlungsmaßnahmen vorgestellt wurden, erwartet der Leser an dieser Stelle eine Übersicht. Zunächst ist festzustellen: Manche antidepressive Maßnahmen sind bei allen Depressiven anzuwenden, andere nur bei bestimmten Depressionsformen. Dabei ist der Einsatz der einzelnen antidepressiven Therapien nicht etwa hauptsächlich vom Schweregrad, sondern wesentlich von der Art der Depression abhängig. Eine depressive Reaktion (Anpassungsstörung) wird in anderer Weise behandelt als eine melancholische Depression.

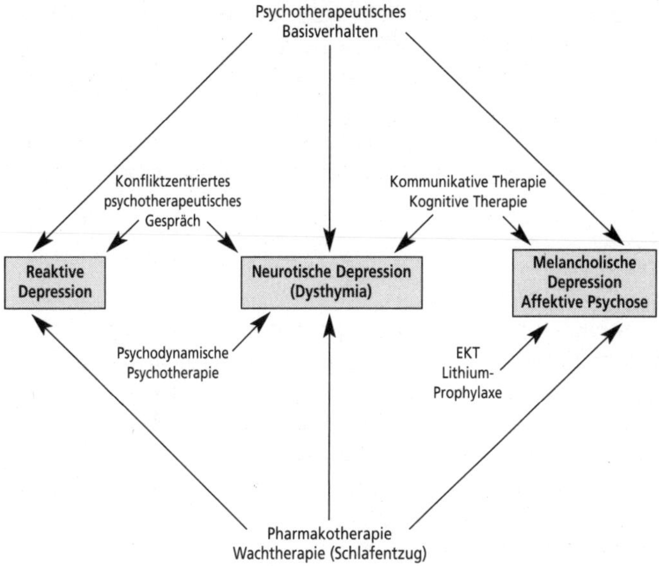

Übersicht der Depressionsbehandlungen (nach Windgassen)

In der Abbildung sind außen die allgemein einzusetzenden Therapien angegeben, innen die speziellen Verfahren für einzelne Depressionsformen. Hieraus ergibt sich:

- Basis ist immer die psychotherapeutische Einstellung.
- Bei allen ausgeprägten Depressionen sind antidepressive Medikamente einzusetzen.
- Auch Wachtherapie (antidepressiver Schlafentzug) ist bei allen Depressionen wirksam und verbessert die Wirkung der Medikamente.
- Elektrokrampfbehandlung ist nur bei schwerer melancholischer Depression angezeigt.
- Die Prophylaxe mit Lithium oder Carbamazepin (s. u.) ist nur bei affektiven Psychosen, also wiederholten depressiv-melancholischen oder/und manischen Phasen, angezeigt.

- Eine psychodynamische Psychotherapie ist bei reaktiven und neurotischen Depressionen regelmäßig, bei melancholischen Depressionen nur unter bestimmten Umständen einzusetzen.
- Kognitive Therapie ist bei neurotischer und unter Umständen auch bei abklingender melancholischer Depression angebracht.

8. Vorbeugung (Prävention)

Wer einmal melancholisch-depressiv (oder manisch) erkrankte, hat ein höheres Risiko als andere Menschen, erneut daran zu erkranken. Manche erleiden im Laufe des Lebens viele melancholische (z.T. auch manische) Phasen. Dieser Verlauf ist in der Krankheit begründet – aber er ist heute nicht mehr unentrinnbares Schicksal. Es gibt Möglichkeiten der Vorbeugung, d.h. der Verhinderung erneuter melancholischer und manischer Erkrankungen.

Das ist in höchstem Maße erstaunlich, da es sich doch um eine genetisch (erblich) mitbedingte Krankheit handelt, auf die nun ein verlaufsbestimmender Einfluß möglich geworden ist. Diese Vorbeugung (Prophylaxe oder Prävention) zählt zu den größten Fortschritten der modernen Medizin. Erstaunlich ist dabei auch, daß diese Vorbeugung nicht mit einem komplizierten und aufwendigen medizinischen Verfahren arbeitet, sondern es genügt ein ganz einfaches Medikament, nämlich das chemische Element Lithium.

Die Entdeckung der Lithium-Prophylaxe ist interessant. Bei der Tagung der Dänischen Medizinischen Gesellschaft 1886 in Kopenhagen hielt Professor Carl Lange einen Vortrag: „Über die periodischen Depressionszustände und deren Pathogenese". Im gleichen Jahr publizierte er ein Buch mit diesem Titel. Er beschrieb sehr genau das Krankheitsbild, das wir heute multiphasige (wiederholte) melancholische Depression nennen. Die Ursache der Krankheit sah er in einer harnsauren Diathese, einer „Kopfgicht".

Diese Vorstellung war ein Irrtum, der seinerzeit bald erkannt wurde. Wegen dieses Irrtums lehnte man Langes Depressionslehre total ab, einschließlich der von ihm angegebenen Behandlung. Lange hatte nämlich begonnen, diese Kranken mit Lithium zu behandeln. Seine Erfahrungen an 2000 Patienten während 20 Jahren zeigten, daß Lithium den Verlauf der Krankheit günstig beeinflußt. Aber niemand nahm das ernst, weil die dazugehörige Theorie nicht stimmte. C. Lange gab sein Buch 1895 in 2. Auflage heraus, 1896 folgte eine deutsche Übersetzung. Doch dann wurde es um seine Entdeckung still; sein Buch wurde erst ungefähr 100 Jahre später neu entdeckt. Inzwischen war (um 1960) die präventive Wirkung des Lithium noch einmal entdeckt worden, nämlich durch P.C. Bastrup und M. Schou.

Lithium wird in Form eines Salzes (Sulfat oder Karbonat) eingenommen (Handelsnamen sind z.B. Quilonum®, Hypnorex®, Lithium-Duriles®). Lithiumsalze sind zur Vorbeugung bei affektiven Psychosen, also wiederholten melancholisch-depressiven oder/und manischen Phasen, angezeigt, nicht aber bei anderen Depressionsformen. Die notwendige Menge (Dosis) ist von Patient zu Patient unterschiedlich, sie muß durch Untersuchung der Lithium-Konzentration im Blut ermittelt und immer wieder kontrolliert werden; denn man darf weder zuwenig noch zuviel einnehmen.

Der *Erfolg* ist in vielen exakten Langzeitstudien weltweit bewiesen worden. Bei der Mehrzahl der Behandelten (ca. 70%) bleiben erneute melancholische und manische Phasen aus, oder sie treten nur noch selten und in leichter Form auf. Diese Wirkung hält nur so lange an, wie Lithium eingenommen wird.

Auch Lithium hat *unerwünschte Wirkungen.* Sie sind aber nicht erheblich und stets rückbildungsfähig (reversibel); sie treten auch nicht bei jedem Patienten auf. Dabei handelt es sich um feines Zittern der Finger, Durst, viel Wasserlassen, Gewichtszunahme, Magen- und Darmbeschwerden. Über weitere seltene Nebenwirkungen und über alle Einzelheiten der Behandlung informiert der Psychiater den Patienten, auch über die Kontraindikationen, also Gesundheitsstörungen, bei denen Lithium nicht angebracht ist. Während der Lithium-Einnahme sollte eine Frau nicht schwanger werden. Auch das Stillen und Lithium vertragen sich nicht.

Im allgemeinen ist die Lithium-Langzeitbehandlung sehr gut zu steuern. Nur selten gibt es Gründe gegen die Lithium-Medikation – dann aber stehen mehrere andere Möglichkeiten der Vorbeugung zur Verfügung: Die genannten *antidepressiven Medikamente* (s. Kap. IV.2) haben bei langfristiger Anwendung ebenfalls einen vorbeugenden Effekt, allerdings nur bei melancholisch erkrankten Patienten, nicht bei manischer oder bipolarer Erkrankung. Andere Prophylaktika sind das auch in der Epilepsie- und Schmerzbehandlung eingesetzte *Carbamazepin* (u.a. als Tegretal® oder Timonil® im Handel) und Valproinsäure (z.B. Ergenyl®); sie wirken vorbeugend bei allen Formen affektiver Psychosen.

Jedoch kommt diese außerordentlich wirksame Behandlung immer noch nicht allen Patienten zugute, die hiervon profitieren könnten. Die Behandlungsmöglichkeit wird versäumt, oder sie wird nicht konsequent angewandt, so daß sie ineffektiv bleibt. Das kann verschiedene Gründe haben: Oft wird die melancholische oder melancholisch-manische Krankheit des Patienten gar nicht erkannt. Oder die Phasenprophylaxe ist dem Arzt nicht bekannt bzw. in den Einzelheiten der Durchführung nicht geläufig. Oft wird Lithium zu gering dosiert, so daß die Wirkung nicht eintreten kann. Nicht selten wird der Patient zuwenig informiert und zuwenig unterstützt, so daß er nachlässig einnimmt oder ganz aufhört.

Angehörige und andere dem Patienten nahestehende Menschen können darauf Einfluß nehmen, daß diese Fehler vermieden werden und mehr Betroffene von der Phasenprophylaxe profitieren, so daß sie ein von dieser Krankheit befreites Leben führen können.

9. Wer soll Depressive behandeln?

Für depressive Patienten gibt es viele Behandlungsmethoden (Angebote) und dementsprechend viele „Anbieter". Der Laie kann sich kaum mehr in den Berufsbezeichnungen und Aufgabengebieten zurechtfinden, die mit „Psych-“ anfangen. Deshalb folgende Erklärungen:

Psychiatrie ist das Gebiet der Medizin, das sich mit der Diagnostik, Therapie und Prävention (Vorbeugung) der seelischen Krankheiten des Menschen befaßt.

Arzt für Psychiatrie und Psychotherapie ist die aktuelle Facharztbezeichnung, die Psychotherapie einschließt. Entsprechend gibt es den Arzt für Kinder- und Jugendpsychiatrie und Psychotherapie.

„Nervenarzt“ ist eine veraltete Bezeichnung für Ärzte, die sowohl Psychiatrie sowie auch Neurologie anbieten; diese Kombination ist überholt. Alltagssprachlich werden der „Psychiater“ und der „Neurologe“ häufig verwechselt. Psychiatrie und Neurologie haben aber abgegrenzte Arbeitsgebiete (wenn auch mit gewissen Überschneidungen). Neurologie ist die Lehre von den organischen Erkrankungen des zentralen, peripheren und vegetativen Nervensystems, und zwar von denjenigen Krankheiten, bei denen psychische Störungen nicht im Vordergrund stehen.

Psychotherapie ist die Behandlung mit seelischen Mitteln (nicht etwa die Behandlung seelischer Krankheiten). Die Anwendung von Psychotherapie setzt eine wissenschaftliche Ausbildung und eine praxisbezogene Weiterbildung voraus. *Psychoanalyse* ist ein spezielles Psychotherapieverfahren. Viele Laien verwechseln irrtümlich „Psychoanalytiker“ mit „Psychiater“.

Der *Arzt für Psychotherapeutische Medizin* ist spezialisiert auf Psychotherapie, und zwar hauptsächlich der psychosomatischen, neurotischen und Persönlichkeitsstörungen; die meisten dieser Ärzte sind Psychoanalytiker.

Die *Zusatzbezeichnung Psychotherapie* können auch andere Ärzte durch eine berufsbegleitende Weiterbildung erlangen, die auf die Bedürfnisse der Hausarztpraxis abgestellt ist.

Psychologie ist ursprünglich die Lehre von den normalen seelischen Vorgängen, inzwischen aber ein großes Gebiet mit vielen Verzweigungen. *Klinische Psychologie* nennt man die angewandte Psychologie, die auf praktische Lebensbereiche bezogen ist, in denen psychologische Beratung und Betreuung gefragt ist. Die klinische Psychologie schließt auch Psychotherapie ein. Psychotherapie wird heute von vielen Diplom-Psychologen in eigener Praxis angeboten, der Schwerpunkt ist bei einem kleineren Teil die Psychoanalyse, öfter aber die Verhaltenstherapie (der Laie benutzt oft das ungenaue und unschöne Kurzwort „Therapie“). Ihr Arbeitsgebiet reicht bis in die Behandlung psychisch *kranker* Menschen hinein. Hierzu sind aber keineswegs alle Psychologen ausgebildet und ausgerüstet, sondern nur wenige, worauf noch einzugehen ist.

Andere „Therapeuten“ kommen für die Krankenbehandlung nicht in Frage, nicht Pädagogen oder Theologen oder Philosophen, die sich inzwischen hierfür anbieten. Ihre Arbeitsgebiete liegen in der Beratung, auch Krisenberatung und Telefonseelsorge, was aber nicht gleichzusetzen ist mit Depressionsbehandlung. *Seelsorge* ist etwas anderes als Krankenbehandlung. Der Arzt kann nicht Seelsorger sein, der Seelsorger sollte sich nicht in „Therapie“ versuchen. Mancher depressive Patient braucht den Seelsorger, weil er ein religiöser Mensch ist; mancher ist auf den Seelsorger dringend angewiesen, wenn in seinem melancholisch-depressiven Erleben Glaubenskonflikte auftreten. Der Psychiater hat die religiösen Bedürfnisse des Patienten zu berücksichtigen, nicht selten vermittelt er dem Patienten eine seelsorgliche Betreuung.

Wer kann und soll depressive Patienten behandeln? Grundsätzlich nur der, der in der Depressionslehre und Depressionsbehandlung gründlich ausgebildet und weitergebildet ist und über praktische Erfahrungen verfügt. Das trifft für den Arzt für Psychiatrie und Psychotherapie zu. Für Depressionen im Kindes- und Jugendalter ist der Arzt für Kinder- und Jugendpsychiatrie und Psychotherapie zuständig. Ärzte anderer Fachrichtungen sind für die Depressionsbehandlung nicht kompetent, wenn sie nicht mit einem Psychiater zusammenarbeiten.

Können Psychologen depressive Patienten behandeln? Das wurde lange Zeit von Ärzten kategorisch abgelehnt. Und umgekehrt meinten Psychologen, Ärzte seien nur für Körperliches, nicht für Seelisches zuständig. Beide Ansichten erwiesen sich als falsch und wurden revidiert. Die Berufsbilder sind inzwischen differenzierter geworden. Es gibt sowohl unter Ärzten wie auch unter Psychologen geeignete und ungeeignete Behandler für Depressive – je nach Qualifikation und Erfahrung speziell in diesem Gebiet.

Psychologen, die klinische Psychologie zu ihrem Schwerpunkt gemacht haben und in einem Psychotherapieverfahren ausgebildet sind, sind deshalb noch nicht für die Depressionsbehandlung qualifiziert. Spezielle umfangreiche Erfahrungen müssen hinzukommen. Über diese verfügen Psychologen, die in einer psychiatrischen Klinik längere Zeit tätig sind oder waren und unter Anleitung (Supervision) die Depressionsbehandlung erlernt haben. Das aber trifft immer noch auf nur wenige Psychologen zu, und auch diese können nur psychotherapeutisch behandeln, nicht aber antidepressive Medikamente und andere somatotherapeutische Verfahren der Depressionsbehandlung anwenden.

In *Zusammenarbeit* mit einem Arzt für Psychiatrie und Psychotherapie können Psychologen natürlich auch Depressive behandeln. Diese Kooperation läßt sich nicht nur in Kliniken, sondern auch in größeren Gemeinschaftspraxen bewerkstelligen. Entsprechendes gilt auch für Ärzte, die nicht Fachärzte für Psychiatrie und Psychotherapie sind. Sie können an der Depressionsbehandlung beteiligt sein, insbesondere als Hausärzte, wenn sie mit einem Psychiater eng zusammenarbeiten, die Behandlung des depressiven Patienten also gemeinsam durchführen.

Die einzelnen Berufsbilder und Arbeitsgebiete wurden hier mit einer gewissen Ausführlichkeit erklärt, damit der Laie sich zurechtfindet und die Kompetenzen kennenlernt. Denn die meisten Fehler und Versäumnisse in der Depressionsbehandlung sind auf die falsche Wahl des Behandlers zurückzuführen. Und da es für den Kranken ohnehin schwer ist, im Zustand der Depression Initiative zu ergreifen und sich an den fachkundigen Helfer zu wenden, können diese Erklärungen als Leitlinie dienen.

Was sollen Patient und Angehörige tun, wenn eine Depression zu erkennen ist und eine Behandlung erfolgen soll? Oft weiß der Hausarzt, an wen sich der Patient wenden kann. Man kann auch beim Sozialpsychiatrischen Dienst des Gesundheitsamtes oder in der Institutsambulanz eines psychiatrischen Krankenhauses nachfragen.

Was man aber nicht tun soll: nicht selbst eine Diagnose stellen wollen, auch nicht mit einem Selbstbeurteilungsfragebogen. Und auf keinen Fall selbst eine Behandlung versuchen, auch nicht mit einem Antidepressivum, das früher vielleicht einem Verwandten oder Nachbarn geholfen hat. Der Betroffene soll sich nicht unnötig lange mit der Depression abquälen, sondern – sobald der Verdacht auf eine depressive Erkrankung aufgekommen ist – fachkundige Behandlung suchen. Wenn der erste Schritt schwerfällt, können Angehörige Hilfestellung leisten.

Leider kommt es auch heute noch allzuoft vor, daß Wochen und Monate vergehen, bis die notwendige und wirksame Behandlung zustande kommt. Ein Beispiel:

Ein 34jähriger Mann, vital und leistungsfähig, nie ernsthaft krank gewesen, gerät in eine melancholische Phase. Was mit ihm vorging, konnte er sich nicht erklären. Der zu Rate gezogene Internist erkannte die Krankheit nicht. Schließlich ahnte der Patient selbst, „seelisch" krank zu sein. Als er diese Vermutung dem Hausarzt sagte, verordnete dieser zwei untaugliche Psychopharmaka. Inzwischen waren 10 Monate vergangen. In der Folgezeit erhielt er weitere Psychopharmaka, zufällig auch einmal ein Antidepressivum. Wiederholte körperliche Untersuchungen ergaben Minibefunde, die zum Gegenstand der Behandlung gemacht wurden. Dann suchte der Mann einen Psychologen auf, der aber auch nicht die Art der Störung erkannte. Schließlich, in tiefster Verzweiflung, ließ er sich in eine psychiatrische Klinik aufnehmen – eineinhalb Jahre nach Beginn der Melancholie.

10. Stationäre Behandlung

Grundsätzlich wird die ambulante Behandlung bevorzugt, denn so kann der Kranke in seiner natürlichen Umgebung bleiben, viele seiner Gewohnheiten aufrechterhalten und von vertrauten Personen unterstützt werden. Das ist bei den meisten Depressionsbehandlungen möglich, genauer gesagt: während der längsten Zeitabschnitte.

Die ambulante Behandlung kann auch Nachteile haben: Die Belastungen im Alltag werden zu groß, der Depressive wird ständig mit seinen Versäumnissen konfrontiert, er muß sich zu sehr anstrengen, um sich aufrechtzuhalten (auch vor den anderen), die Schuldgefühle gegenüber den betreuenden Angehörigen belasten ihn. Oft werden dabei auch die Angehörigen in ihrer Betreuungskraft überfordert.

Dann hat die Klinikbehandlung Vorteile: Sie entlastet von Pflichten und Ansprüchen, der Patient darf sich sozusagen fallenlassen (sofern er zu Hause bzw. im Beruf ausreichend vertreten wird). Er kann sich versorgt und als Kranker anerkannt fühlen; er weiß nun, daß alles Nötige getan wird und auch Behandlungen durchgeführt werden, die ambulant nicht möglich sind. Wohltuend empfinden es viele, von fachkundigen Schwestern und Pflegern versorgt zu werden.

Die Behandlung in einer psychiatrischen Klinik hat natürlich auch Nachteile, nicht nur wegen der immer noch nicht ganz verstummten Vorurteile („Klapsmühle“ hört man allerdings kaum noch). Nachteilig ist, daß selbst die beste Klinikatmosphäre nicht die „normale“ Umwelt des Betroffenen ersetzen kann; der Kranke muß sich in fremde Verhältnisse einordnen, vertraute Gewohnheiten aufgeben, sein Verhalten nach anderen richten.

Ob nun die ambulante oder die stationäre Behandlung vorzuziehen ist, kann nicht generell angegeben werden, sondern muß in jedem Einzelfall geprüft und entschieden werden. Dabei sind die genannten Gesichtspunkte in die Waagschale zu werfen. Die Entscheidung ist nicht allein vom Schweregrad der Erkrankung abhängig, eher schon vom Suizidrisiko, oft aber auch von gleichzeitigen körperlichen Krankheiten und am häufigsten von den situativen Umständen. Den Ausschlag gibt oft der Wunsch des Patienten selbst.

Im allgemeinen kann die stationäre Behandlung in einer „normalen“ (offenen) Station erfolgen. Wenn aber wegen schwerster Depression und wegen Suizidgefahr die Behandlung in einer geschlossenen Station notwendig wird (in der Regel nur für wenige Tage), dann ist das keineswegs ein Trauma für den Kranken, sondern im Gegenteil: die meisten fühlen sich in der geschlossenen Station in besonderer Weise geborgen und aufgehoben.

Eine 64jährige melancholische Frau hat ihre Erfahrungen mit der stationären Behandlung so beschrieben: „... Ich fürchtete mich vor allem Neuen, was da auf mich zukam ... Gleich überfiel mich der Schrecken vor dem Dreibettzimmer, den ich aber schnell überwunden habe. Ich sah ein, daß das ein wichtiger Teil der Therapie war, denn die gegenseitige Hilfe der Mitpatienten, die ebenfalls krank sind und Heilung suchen, ist nur durch engen Kontakt miteinander zu finden. Mein Stationsarzt gab mir schon im ersten Gespräch den Mut, ihm meine inneren Nöte anzuvertrauen ... Das enge Zusammenleben mit der Gruppe, die Mitpatienten, die offen über ihre Probleme sprachen, und alle Möglichkeiten der Therapie, die gemeinsamen Mahlzeiten, die Gymnastik, in der Frühe Wassertreten, die Einzel- und Gruppengespräche, die Arbeit in der Beschäftigungstherapie machten mir Freude ...“

Therapeutisch gesehen, hat die Klinikbehandlung folgende Vorteile für die Behandlung schwer Depressiver: Entlastung des Patienten; ganztägige Betreuung, intensive Behandlung, erweitertes Behandlungsspektrum (auch Wachtherapie, EKT, Physiotherapie), fachkundige Betreuung durch ausgebildete Schwestern und Pfleger; gegenseitige Hilfen der Patienten; ggf.

Mitbehandlung gleichzeitiger körperlicher Krankheiten. Die Vorzüge der Basisbehandlung (s. S. 73) kommen dem Kranken zugute. In der Klinik kann er behutsam zwischen Entlastung und Schonung einerseits, Aufmunterung und Anregung andererseits geführt und gefördert werden.

So gesehen, erscheint es selbstverständlich, daß die stationäre Depressionsbehandlung nur in einer psychiatrischen Klinik angezeigt ist, nicht aber in einer internistischen, gynäkologischen oder anderen Abteilung. Aber immer noch werden Depressive in fachfremden Abteilungen untergebracht, in denen die „Behandlung“ in falscher Bettruhe und unnötigen Infusionen besteht.

Manche psychiatrischen Kliniken und Krankenhäuser haben *Spezialstationen* nur für die Behandlung depressiver Patienten eingerichtet. Das hat Vorteile und Nachteile. Nachteilig kann sich auswirken, daß das Durchschnittsalter der Patienten dieser Stationen recht hoch ist und daß eine anhaltend gedrückte Stationsatmosphäre vorherrscht. Vorteilhaft sind das besondere Verständnis und die Rücksicht, die depressive Patienten hier finden. Die Patienten können sich gegenseitig unterstützen. Manche Kranke, besonders die mit tiefer melancholischer Depression, bleiben aber lieber für sich allein, was ihnen zugestanden wird.

Depression als Notfall. Akute Gefährdung tritt ein, wenn ein Depressiver seinen schweren Krankheitszustand nicht erkennt und sich nicht für krank hält; oder wenn der Patient so initiativ- und antriebslos ist, daß er keinerlei Aktivität aufbringt. Ein Notfall ist auch gegeben, wenn der depressive Patient nicht mehr ißt und trinkt und insbesondere wenn er in gefährlichem Maße suizidal ist. Diese Situationen sind allerdings relativ selten, gemessen an der Häufigkeit von Depressionen insgesamt.

Wenn nun der Kranke dem Rat zu einer notwendigen stationären Behandlung nicht folgt, nicht folgen kann, muß zur Abwendung ernsthafter Gefahren eine Einweisung in ein psychiatrisches Krankenhaus auch ohne seinen Willen bzw.

gegen seinen Willen erfolgen, und zwar nach dem Unterbringungsgesetz mit Hilfe des Ordnungsamtes und des Amtsgerichtes. Diese „Zwangsmaßnahme“, die bei depressiven Kranken allerdings selten notwendig wird, liegt durchaus im Interesse des Patienten; denn nur auf diese Weise kann ihm aus seinem Leidenszustand herausgeholfen werden.

Auch wenn der Patient „zwangseingewiesen“ ist, gelingt es Ärzten, Schwestern und Pflegern in der Klinik doch in aller Regel, eingehend mit dem Patienten zu sprechen, ihn über alles zu informieren, seine Fragen zu beantworten, auf seine Bedenken einzugehen und das Behandlungsangebot darzulegen, so daß der Patient seine Ablehnung aufgibt und der Behandlung zustimmt. Dann erübrigt sich die richterliche Unterbringung, die heute bei depressiven Kranken auf wenige ernsthafte Notfälle beschränkt ist.

Wenn aber die richterliche Bestätigung der stationären Behandlung zur Abwendung drohender Gefahr unvermeidlich ist, wird diese Maßnahme von den Betroffenen nicht immer als traumatisierende Zwangsmaßnahme erlebt, sondern als eine neutrale Entscheidung in einer nicht zu bewältigenden Situation. Viele Depressive erkennen dann bald selbst die Notwendigkeit und erklären sich nun mit der Behandlung einverstanden (dann kann die richterliche Unterbringung unverzüglich aufgehoben werden). Manche bedanken sich sogar ausdrücklich für die Einleitung der Behandlung auch in dieser Form.

V. Depression und soziales Umfeld

1. Die Angehörigen

Eine Depression ist immer eine schwere Belastung für Partner, Familienmitglieder und andere Angehörige. Am schwersten ist es, die psychische Veränderung wahrzunehmen und zu tolerieren, wenn diese nicht als Depression, also als Krankheit, erkannt ist. „Warum bist du so passiv ... redest so wenig ... unternimmst nichts mehr von dir aus ... gibst dich teilnahmslos?" Es ist schwer zu ertragen, daß der Kranke die guten Bemühungen der Angehörigen um ihn nicht anerkennen und honorieren, die Ratschläge nicht befolgen kann, oft nicht einmal Zeichen der Zuneigung erwidern oder Dankbarkeit erkennen lassen kann.

Die depressiven Störungen und das depressive Erleben wurden in diesem Buch im einzelnen beschrieben, damit Angehörige sie möglichst bald als Krankheit erkennen können, dem Kranken gerecht werden und ihm zu einer Behandlung verhelfen und so selbst Entlastung finden.

Wie sollen Angehörige mit dem Depressiven umgehen? Diese Frage wird oft gestellt und nimmt breiten Raum im Gespräch des Arztes mit den Angehörigen ein. Hier können nur einige Grundzüge vermittelt werden: Bei ausgeprägter Depression soll man dem Kranken nicht seine Ängste und Schuldgefühle ausreden und ihm nicht schulterklopfend Mut zusprechen wollen (weil das nicht gelingt). Insbesondere bei melancholischer Depression soll man nicht behaupten, den Kranken zu verstehen; denn dieser weiß, daß niemand sein Erleben verstehen kann.

Vielmehr sollen Angehörige, so gut wie eben möglich, immer für den Kranken erreichbar sein, ohne sich aber pausenlos um ihn zu kümmern, sondern ihn auch einmal in Ruhe lassen. Sie sollten ihn schonen, dann aber doch zu kleinen Aktivitäten anregen. Dem Kranken alles abzunehmen würde seine Insuffizienzerfahrungen verstärken. Angehörige sollen versuchen, selbst nicht allzu ängstlich zu werden, nicht jede ihrer Äußerungen dreimal zu überlegen, um nur nichts Falsches zu sagen. Sie müssen sich auch eingestehen, in der Betreuung des Depressiven gelegentlich ungeduldig oder auch aggressiv zu reagieren, denn das ist kaum vermeidbar. Man sollte sich nicht scheuen, immer wieder über lebensverneinende Gedanken und Suizidtendenzen zu sprechen. Angehörige dürfen sich nicht beirren lassen, wenn der Kranke immer wieder das gleiche sagt und beklagt. Denn er ist in der schweren Depression hierauf angewiesen; später wird er es dem Angehörigen danken.

Über ihre Schwierigkeiten können Angehörige mit dem Arzt sprechen, ggf. sollen sie ihn ausdrücklich um ein Gespräch bitten. Der Psychiater weiß auch zu raten, wenn es um die Kinder des depressiven Patienten geht. (Wie soll man mit ihnen sprechen? Wie können die Kinder diese Familiensituation bewältigen?) Allgemein kann man mit Kindern etwa vom Schulalter an weit mehr besprechen, als man zunächst meint, auch über das Depressivsein des Vaters oder der Mutter. Dabei ist stets zu bedenken, daß das Risiko, hierbei etwas Falsches zu sagen, kleiner ist als der Fehler, das Gespräch zu unterlassen.

Schwere und längerdauernde Depressionen können *Ehe und Partnerschaft* erheblich belasten. Dennoch halten die meisten Partner so unbedingt zu den Kranken und helfen ihnen damit so entscheidend, daß diese Einstellung großen Respekt verdient.

2. Depression und Gesellschaft

Freunde, Bekannte, Nachbarn

Heute verhält sich die Umwelt zum Depressiven im allgemeinen wohlwollend. Die meisten Menschen reagieren weniger mit Angst und Abwehr als früher und auch weniger als gegenüber anderen psychischen Störungen. Manche Menschen haben aber eine gewisse Scheu, den Depressiven anzusprechen. Sie befürchten, etwas Falsches zu sagen. Deshalb soll hier auf mögliche Fehler im Umgang mit Depressiven eingegangen werden.

Es hilft nicht, den ausgeprägt Depressiven des eigenen Verständnisses zu vergewissern, auch nicht, ihm die Entstehung seiner Depression erklären zu wollen. Denn was andere über die „Ursache“ sagen können, ist zumeist falsch; und im übrigen verbietet es auch der Takt, unvermittelt auf Hintergründe einzugehen. Es ist unangebracht, dem Depressiven gegenüber von angeblichen eigenen Erfahrungen mit depressiven Verstimmungen zu sprechen oder von den Depressionen in der Verwandtschaft usw. Wie sollte das dem Kranken nützen? Ganz abgesehen davon, daß die Analogien meist falsch sind.

Es ist auch unangemessen, rasch mit Ratschlägen bei der Hand zu sein. Diese bekommt der Depressive genug, und er kann im allgemeinen wenig damit anfangen. Viel besser ist es, möglichst „normal“ mit dem Depressiven zu sprechen, auch über dieses und jenes. Behutsam Fragen zu stellen ist meist besser als Feststellungen zu treffen. Hilfen sollen zurückhaltend angeboten, nicht aufgedrängt werden. Die Bereitschaft zur Hilfe muß den Kranken überzeugen, ohne daß er sich den Angeboten sozusagen ausgeliefert fühlt. Am wichtigsten für den Depressiven ist es zu erfahren, daß der andere erreichbar und verläßlich ist.

Wie verhält sich der Betroffene, der Depressive selbst, zu seinen Freunden und Nachbarn? Da er sich während der Krankheit meist zurückzieht (oder auch im Krankenhaus behandelt wird), entsteht diese Frage meist erst, wenn er bereits auf dem Wege der Genesung ist. Aber auch dann noch hat der Patient Bedenken und Ängste: Was soll ich nur sagen? Was werden die denken? Was erwartet man nun von mir? Diese Sorgen sind nicht ganz unbegründet, werden aber oft ängstlich überbewertet. Der Arzt muß den Patienten im Gespräch auf diese Situation vorbereiten. Meist ist ihm zu empfehlen, selbst die Initiative zu ergreifen, ungefähr so: Ich war depressiv, jetzt nur noch ein wenig, mir geht es wieder wesentlich besser, ich bin – wie ihr seht – wieder hier. Es ist erstaunlich festzustellen, wie sich dieses offene Verhalten bewährt – für den Betroffenen wie für seine Umwelt. Beiderseits tritt Erleichterung ein, und es wird wieder ein unbefangener Umgang möglich.

Pflichten und Entlastungen

Dem depressiven Menschen fällt *alles* schwer, nicht nur seine Berufsarbeit, sondern auch alle familiären und häuslichen Verpflichtungen. Vertretungen am Arbeitsplatz lassen sich finden, entsprechend auch für den Haushalt (eine Haushaltshilfe wird auch von der Krankenkasse finanziert); das entlastet den Depressiven zum Teil. Seine persönlichen Versäumnisse bleiben ihm aber schmerzhaft bewußt.

Jedes Versäumnis kann das Unwerterleben und Schuldgefühl verstärken, auch jede gutgemeinte Entlastung. Dabei kränkt es den Depressiven am meisten, daß er seinen eigenen Normen und Verpflichtungen nicht nachkommen kann. So sagt eine depressive Frau: „Ich bin eine schlechte Mutter ... aus meinen Kindern wird nichts werden." Dieses Erleben ist in der tiefen Depression kaum zu beeinflussen. Man kann dem Kranken nur mit dem Hinweis darauf helfen, daß er das, was er früher konnte, später mit Sicherheit wieder leisten kann. Auch wenn er hiervon im Augenblick nicht zu überzeugen ist, so hilft doch die Versicherung durch den anderen ein wenig.

Arbeitswelt

Auch im Berufsfeld kann man heute mit mehr Verständnis und Rücksicht rechnen als früher. Vorgesetzter, Personalleiter und in größeren Firmen Betriebsarzt sind im Falle einer depressiven Erkrankung im allgemeinen gut anzusprechen. Allerdings ist man heute weniger geneigt, auf einen Mitarbeiter zu warten, wenn sich die Depression länger hinzieht. Der Vorschlag der Frührente oder des Vorruhestandes erfolgt rascher als zu Zeiten der wirtschaftlichen Hochkonjunktur. Wo früher im gemeinsamen Bemühen von Arbeitgeber und Arzt der Eintritt der Arbeitsfähigkeit abgewartet und dann die Arbeitsbedingungen für den Wiederanfang gut überlegt wurden, wird heute vorschnell entschieden, und zwar zu oft mit einem „Nein".

Für einen Depressiven im Lebensalter zwischen 55 und 65 Jahren kann diese Situation besonders schwierig werden. Wenn er eine Zeitlang ausgefallen ist und mit der Frage nach der Zurruhesetzung konfrontiert wird, ist der Depressive selbst in seiner krankheitsbedingten Hoffnungslosigkeit und Leistungsinsuffizienz allzuschnell bereit, dem zuzustimmen – aus Verzweiflung, nicht aufgrund sorgfältiger Abwägung. Sinnvolle Überlegungen kann er erst anstellen, wenn er weitgehend aus der Depression herausgekommen ist. Arzt und Angehörige müssen deshalb versuchen, darauf hinzuwirken, daß die Entscheidung nicht zu früh und nicht über den Kranken hinweg getroffen wird.

Wenn im Zustand der remittierten Depression das Für und Wider des Arbeitens erwogen wird, sind verschiedene Aspekte zu berücksichtigen: der seelische und körperliche Gesundheitszustand, die zu erwartende berufliche Belastung, möglicherweise Veränderungen am Arbeitsplatz, die wirtschaftliche Situation und die außerberuflichen Interessen des Betroffenen. Besonders wichtig ist die Planung, die der Betroffene selbst vielleicht schon vor der Erkrankung im Sinn hatte. Manche wollen nicht mit einer Krankheit aus der Berufstätigkeit ausscheiden und sozusagen vom Arbeitsplatz einfach verschwinden, sondern früher oder später „regelrecht" in den Ruhestand verabschiedet werden. Andere entscheiden sich für die Entlastung, insbesondere wenn sie vor der Depression bereits an einen frühen Ruhestand dachten.

Geschäftsleben

Kann und darf der Depressive finanzielle und geschäftliche Entscheidungen treffen? Er kann es durchaus, wenn die Depression nicht allzu schwer ist, die Angelegenheit vor der Erkrankung schon vorbereitet war und nicht mit persönlichen

Konflikten verbunden ist. Dennoch wird man die meisten geschäftlichen Entscheidungen besser zurückstellen, bis es dem Patienten bessergeht und er sich weniger belastet fühlt.

Zuweilen aber stehen größere geschäftliche Entscheidungen unter Zeitdruck an. Dann entsteht die rechtliche Frage nach der *Geschäftsfähigkeit.* Die in § 104 BGB geforderte „freie Willensbestimmung“ ist bei depressiven Patienten im allgemeinen nicht aufgehoben, außer in tiefsten Depressionen mit Schuldwahn. Auch in allen anderen Fällen muß überlegt werden, was das „kleinere Übel“ ist: den Patienten durch die Geschäftsvorgänge zu belasten oder diese aufzuschieben.

Fahreignung

Die Frage nach der Fahrtüchtigkeit stellt sich bei Depressiven selten; denn bei leichterer und mittelschwerer Depression ist sie nicht beeinträchtigt, und bei schwerer Depression unterläßt der Kranke von sich aus das Fahren, während stationärer Behandlung kommt es ohnehin nicht in Frage. Nach der Depression und auch schon in der abklingenden Phase bestehen keine Bedenken gegen das Fahren, weder aus der Sicht der Krankheit noch aus der Sicht der Behandlung, wenn die Dosis der Psychopharmaka im Regelbereich liegt; auch die Lithium-Langzeitmedikation ist kein Fahrhindernis.

Früher wurden aus Übervorsicht Fristen von mehreren Jahren angegeben, während derer ein zuvor Depressiver nicht mehr fahren durfte. Heute geht man vom aktuellen Gesundheitszustand aus. Ungerechtfertigter Führerscheinentzug kommt daher kaum mehr vor. Einzelheiten können den „Begutachtungsleitlinien zur Kraftfahrereignung“ (Gemeinsamer Beirat für Verkehrsmedizin) entnommen werden.

Größere Probleme treten bei gleichzeitigem Alkoholismus auf. Wenn bei einem Depressiven Alkoholmißbrauch oder Alkoholabhängigkeit festgestellt wird, ist die Fahreignung aufgehoben.

Für die Fahrgastbeförderung (Bus, Taxi) gelten strengere Bestimmungen. Ob ein Antragsteller, der einmal depressiv war, hierzu zugelassen werden kann, muß im Einzelfall durch eine psychiatrische Untersuchung geklärt werden.

Depression und Öffentlichkeit

Psychische Krankheiten sind den meisten Menschen unbekannt, unverständlich und unheimlich, so daß sie mit Unsicherheit, Angst und Abwehr reagieren. Damit müssen Kranke, Angehörige und Ärzte rechnen.

Hinsichtlich der *Depressionen* hat sich die öffentliche Einstellung in letzter Zeit geändert. Depression wird kaum noch als Schande angesehen, über die man besser nicht sprechen sollte. Sie wird auch kaum mehr als Versagen gewertet, das man dem Betroffenen anlastet. Die meisten Menschen wissen inzwischen, daß Depressionen häufig sind, daß sie jeden Menschen betreffen können und daß es sich um Krankheiten handelt, für die es Behandlungen gibt. Wenn also mehr Toleranz aufgekommen ist, müssen wir uns weiter darum bemühen, daß den Depressiven die gleiche Rücksichtnahme und Hilfsbereitschaft gewährt wird wie den körperlich Kranken.

Literaturverzeichnis

1. Weiterführende Literatur

Ein psychiatrisches Lehrbuch mittleren Umfangs

R. Tölle: Psychiatrie (einschließlich Psychotherapie). Kinder- und jugendpsychiatrische Bearbeitung von R. Lempp. 12. Aufl. Springer: Berlin/Heidelberg/New York 1999

Umfangreichere Handbücher

H. Helmchen, F. Henn, H. Lauter, N. Sartorius (Hrsg.): Psychiatrie der Gegenwart. 4. Aufl. 6 Bände. Springer: Berlin/Heidelberg/New York 1999ff.

H.I. Kaplan, A.M. Freedman, B.J. Sadock (ed.): Comprehensive Textbook of Psychiatry IV. ed. (3 vol.) Williams and Wilkins: Baltimore/London 1986. Deutsche Übersetzung (U.H. Peters): Psychiatrie in Praxis und Klinik, 7 Bände, Thieme: Stuttgart 1984–1994

Lexikon und Wörterbuch

C. Müller: Lexikon der Psychiatrie. 2. Aufl. Springer: Berlin/Heidelberg/New York 1986

U.H. Peters: Lexikon der Psychiatrie, Psychotherapie, medizinischen Psychologie. 5. Aufl. Urban & Fischer: München 1999

Umfassende Werke speziell zu Depressionen gibt es in englischer Sprache

F.K. Goodwin, K.R. Jamison: Manic-depressive Illness, Oxford University Press: New York 1990

A. Honig, H.M. van Praag: Depression: Neurobiological, psychopathological and therapeutic advances. Chichester/New York/Weeley 1997

S. Paykel (ed.): Handbook of Affective Disorders. Cholchel Livingstone: Edinburgh/London 1992

Kinder- und Jugendpsychiatrie: ein kleineres Lehrbuch

G. Nissen, G.E. Trott: Psychische Störungen im Kindes- und Jugendalter. 3. Aufl. Springer: Berlin/Heidelberg/New York 1995

Ein größeres Lehrbuch

G. Eggers, R. Lempp, G. Nissen, P. Strunk: Lehrbuch der speziellen Kinder- und Jugendpsychiatrie 7. Aufl. Springer: Berlin/Heidelberg/New York 1994

Psychosomatische bzw. psychotherapeutische Medizin

G. Rudolf: Psychotherapeutische Medizin. Enke: Stuttgart 1996

R. Schüßler: Psychosomatik/Psychotherapie. Uni-Med.: Lorch 1995

2. Zitierte Literatur

K. Bareiter: Depression. Rückzug aus dem Leben. Aufzeichnung. Fischer-Taschenbuch: Frankfurt am Main 1992

O. Benkert, H. Hippius: Kompendium der psychiatrischen Pharmakotherapie. Springer: Berlin/Heidelberg/New York 1998

L. Binswanger: Melancholie und Manie. Neske: Pfullingen 1960

J. Bowlby: Verlust, Trauer und Depression. Fischer-Taschenbuch: Frankfurt am Main. 4 Aufl. 1994

R. Burton: Anatomie der Melancholie (1621). 2. deutsche Auflage. Artemis: Zürich/München 1988

D. Bonhoeffer: Widerstand und Ergebung. Gütersloher Verlagshaus: Gütersloh 1983

W. Cowper: In: J.E. u. R. Meyer: Selbstschilderungen eines Depressiven. Fortschr. Neurol. Psychiat. 52, 107–112 (1984)

J. Custance: Weißheit und Wahn. Rascher: Zürich 1954

A. Finzen: Suizidprophylaxe bei psychischen Störungen. Psychiatrieverlag/Thieme: Bonn/Stuttgart 1997

H. Folkerts: Elektrokrampftherapie. Enke: Stuttgart 1997

E. Fried: Das Nahe suchen. Wagenbach: Berlin 1982

R. Gaupp: Ein cyclothymer Psychiater über seine seelischen Krankheitszeiten. Z. Neurol. 166, 705–710, 1939

A. Gayen: Lebensbericht: Teil 1 unveröffentlicht. Teil 2: Im Kreuz ist Heil. Selbstverlag: Hamburg 1978

Gemeinsamer Beirat für Verkehrsmedizin: Begutachtungsleitlinien zur Kraftfahreignung. 6. Aufl. Berichte der Bundesanstalt für Straßenwesen, Bergisch-Gladbach 2000

R. Guardini: Vom Sinn der Schwermut. Arche: Zürich 1949

H. Hansjakob: Aus kranken Tagen (1894). Nachdruck hrsg. von W. Winter. Lahr: Schauenburg 1992

H. Henseler: Narzißtische Krisen. Zur Psychodynamik des Selbstmords. 3. Aufl. Rowohlt: Reinbek 1990

K.R. Jamison: An Unquiet Mind. Knopf: New York 1995. Deutsche Übersetzung: Meine ruhelose Seele. Bertelsmann: Gütersloh 1997. Taschenbuchausgabe: Goldmann: München 1999

S. Kasper, A.J. Möller (Hrsg.): Therapeutischer Schlafentzug. Springer: Wien/New York 1996

S. Kierkegaard: in: Guardini, a.a.O.

R. Klibanski et al.: Saturn und Melancholie. Studien zur Geschichte der Naturphilosophie und Medizin, der Religion und der Kunst. Frankfurt am Main 1990

H. Kuhs: Depression und Angst. Springer: Berlin/Heidelberg/New York 1990

H. Kuhs; R. Tölle: Symptomatik der affektiven Psychosen (Melancholien

und Manien). In: K.P. Kisker et al. (Hrsg.): Psychiatrie der Gegenwart. Band 5. Springer: Berlin/Heidelberg/New York 1987
P.C. Kuiper: Depression als Problem einer erklärenden und verstehenden Psychiatrie. Prax Psychother Psychosom 25, 81–90 (1980)
P.C. Kuiper: Seelenfinsternis. Die Depression eines Psychiaters. Fischer: Frankfurt am Main 1991
E. Lindemann: Jenseits von Trauer. Beitrag zur Krisenbewältigung und Krankheitsvorbeugung. Amerikanisches Original 1979. Deutsche Übersetzung: Verlag für Medizinische Psychologie: Göttingen 1985
J.E. Meyer: Todesangst und das Todesbewußtsein der Gegenwart. Springer: Berlin/Heidelberg/New York 1979
J.E. Meyer: Trauerreaktionen. In: G.A.E. Rudolf et al. (Hrsg.): Psychiatrie heute. Festschrift für R. Tölle. Urban & Schwarzenberg: München/Wien/Baltimore 1994
C. Müller: Die Gedanken werden handgreiflich. Sammlung psychopathologischer Texte. 2. Aufl. Springer: Berlin/Heidelberg/New York 1993
C. Muhr: Depressionen. Tagebuch einer Krankheit. Kiepenheuer & Witsch: Köln 1970
B. Pascal: Über die Religion und über einige andere Gegenstände (Pensées) 7. Aufl. L. Schneider: Heidelberg 1972
B. Pflug, R. Tölle: Therapie endogener Depressionen durch Schlafentzug. Nervenarzt 42, 117–124 (1971)
G.A.E. Rudolf: Depression und höheres Lebensalter. Wissenschaftliche Buchgesellschaft: Darmstadt 1993
M. Schou: Lithium-Behandlung der manisch-depressiven Krankheit. 4. Aufl. Thieme: Stuttgart 1997
W. Schulte: Das Glaubensleben in der melancholischen Phase. Nervenarzt 25, 401–407 (1954)
J. Schwering: Wahrnehmung in der Melancholie. Psychiat Prax 22, 254–256 (1995)
R. Spitz: Vom Säugling zum Kleinkind. Klett: Stuttgart 1964
R. Strohmayer: Die zyklothymen Erkrankungen. Eine Selbstbeobachtung. psycho 15, 207–216 (1989)
H. Tellenbach: Schwermut, Wahn und Fallsucht in der abendländischen Dichtung. Pressler: Hürtgenwald 1992
R. Tölle: Organisch bedingte Depressionen. Nervenarzt 61, 176–182 (1990)
R. Tölle: Wahn bei Depression. Nervenarzt 69, 956–960 (1990)
R. Tölle: Vom Schlafdefizit zur Wachtherapie. In: Kasper und Möller, a.a.O.
L. Völker: „Komm, heilige Melancholie“. Eine Anthologie deutscher Melancholie-Gedichte. Reclam: Stuttgart 1983

Register